清肠养胃

丁彬彬　著

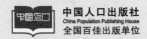

中国人口出版社
China Population Publishing House
全国百佳出版单位

图书在版编目（CIP）数据

清肠养胃 / 丁彬彬著.--北京：中国人口出版社，
2022.2
ISBN 978-7-5101-8001-9

I.①清… II.①丁… III.①胃肠病 – 防治 IV.①R573

中国版本图书馆CIP数据核字（2021）第233473号

清肠养胃

QING CHANG YANG WEI

丁彬彬　著

责任编辑	魏　娜	
插图绘制	付鑫慧	
责任印制	林　鑫　王艳如	
出版发行	中国人口出版社	
印　　刷	小森印刷（北京）有限公司	
开　　本	880mm×1230mm　1/32	
印　　张	10.375	
字　　数	200千字	
版　　次	2022年2月第1版	
印　　次	2022年2月第1次印刷	
书　　号	ISBN 978-7-5101-8001-9	
定　　价	49.80元	

网　　址	www.rkcbs.com.cn
电子信箱	rkcbs@126.com
总编室电话	（010）83519392
发行部电话	（010）83510481
传　　真	（010）83538190
地　　址	北京市西城区广安门南街 80 号中加大厦
邮　　编	100054

序 一

让医学更接地气，让科普更加有趣

2017 年，一名年轻的医生走进我的办公室，他对我说，院长，我想请您作序。

他叫丁彬彬，消化内科的主治医师，他的第一本医学科普取得了不错的销售成绩，我清晰地记得，我为其写的第一篇序，名字叫《传递医学温度的科普》。

四年的时间过去了，这名年轻的医生在不断成长的同时，也在不停地进行着医学科普的创作，他曾经这样说，我想让医学更接地气，让科普更加有趣。

看了《清肠养胃》这本书，我觉得他做到了。

曾几何时，在大众看来，医学是一门生涩难懂的科学，是冰冷的，它触不可及，但是，这并不影响人们对于医学知识的渴求。生活水平的改善，让人们在解决了温饱问题之后，开始把注意力转移到健康上面。

作为一名从医数十年的医生，我接触过很多患者，曾经有患者告诉我，"我不舒服，想来看病，可我不知道挂什么科？""我出院了，主管医生太忙，我不知道出院后我究竟该怎么做？""我每天都要吃很多药，可我不知道究竟要吃多长时间，这些药有哪些不良反应。"

许许多多的疑问，困惑着患者及家属，让我知道，医学之路还很漫长，医学虽然是一门科学，但不应该是冰冷的，医学虽然很专业，但最终的目的还是为了人民的健康。

从丁彬彬的科普书里，我找到了答案。

让医学更接地气

如何让医学更接地气？我花了很长时间来思考这个问题，在行医过程中，有的医生能把专业的医学知识变成通俗易懂的语言告诉患者，让他们恍然大悟，进而依从性更强；而有的医生，则是不断飘出专业的医学词汇，让患者听得是一头雾水，以致谈话结束，患者也不知道该如何做。

任何医院，需要的都是更接地气的医生，沟通，是连接医患的桥梁，是一个医生必须具备的素质。

而丁彬彬，就是这样一名接地气的医生。

他在与患者的谈话中，总能深入浅出，这在他的这本科普书里，有着极为丰富的体现，那些简单通俗的语言，也让医学变得更有生命力。

让科普更加有趣

科普，讲究的不仅是科学，还有普及，如果说专业的医学图书是给医学生看的，那么把医学理论通俗化的科普知识，则是为了更好地服务大众。

科普不难写，但是如何才能写出更加有趣的科普，这并不容易。

有趣的科普，就像拥有了旋律的文字，一个个随着音乐跳动的文字跃然纸上，带给人的是耳目一新的感觉，有趣的科普也是如此。

在丁彬彬的这本科普书里，我发现了这些拥有灵魂的文字，它们赋予这本书无与伦比的魅力，让我有足够的动力一口气读完这本科普书。

医学应该温暖人心

我在与丁彬彬探讨科普的时候，我们有着共同的理念，那就是温暖人心。

医生需要温暖，这种温暖来自于患者，理解是温暖；患者需要温暖，这种温暖来自于医生，关怀是温暖；医学，从来不是冰冷的，只是很多时候，我们采用了错误的表达方式。

作为医生，如果我们能够不断与患者沟通，不断帮助他们，安慰他们，治愈他们，医患之间的很多不理解，其实能不解自通。

优秀的科普图书，看似只是一本书，但医生为其付出了很多心血，这些文字，它们解开了患者心中的困惑，让医学变得更有温度。

我了解丁彬彬医生，他的人品，正如这些文字，生动、有趣、充满力量、充满热情。

众所周知，医生平时的工作很繁忙，像丁彬彬这样的临床一线医生，他们的辛苦可想而知，但他依然利用业余时间创作了这样一本更接地气、更加有趣、更有温度的科普书。

在与他聊到"如果一本优秀的科普图书能够传播下去，那该会帮助多少人"的时候，我特别激动，我看到了很多年轻医生为此在不断努力，他们活跃在各式各样的平台上，用文字，用语言，用视频，都在做着同一件事，那就是做好科普，服务健康。

中南大学湘雅医学院附属株洲医院院长　蔡安烈

2021 年 11 月 9 日

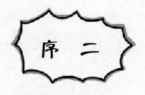

序 二

科普就该这么写

2017 年，我为丁彬彬医生创作的科普书第一次作序。在阅读他的作品的过程中，我被他生动的语言和巧妙的构思所吸引，也为他严谨的学风所感染。

四年的时间过去了，丁彬彬医生创作了第二本科普书。他的探索精神令我感动，他在科普创作方面的付出，让我在中国年轻医生身上看到了希望。

在很长一段时间里，一些打着养生旗号的伪科学占据了医学科普阵地，严重误导了广大读者，还让渴望健康的百姓对科普产生了怀疑。

如何让真正科学的科普书籍占据科普的市场，如何创作出更加严谨、更为科学并且通俗易懂的科普读物，我们亟需一批受过良好的医学教育、有充分的临床经验的优秀医生加入到科普著作的创作中来。像丁彬彬这样的年轻医生，能够利用自己宝贵的时间从事科普创作，这让我倍感欣慰。

医生创作科普，有得天独厚的条件

一个医生的成长十分不易：本科五年的艰苦努力是最基本的要求，许多人还需要读硕读博，更要接受长期且严格的临床培训。正是因为他们的不懈努力，才有了丰富的知识储备，行医经验的不断积累，又让他们深切知道患者需要什么，而所有的这一切，都是靠包装而成的"养生专家"所望尘莫及的。

有人说，医生写科普是大材小用，我觉得这样的言论并不正确。一个医生，无论学历多高，无论他在科研方面做了多少努力，最终的目的都是帮助百姓。而创作科普的目的，同样是帮助社会大众。

一本优秀的科普书，可以让很多普通人获益匪浅，即便他们不懂医学，但是书中简单通俗又生动有趣的语言，无疑为他们打开了医学之门。

科普就该这么写

好的科普书就像一件精美的艺术品：好的选题就是选择一块上等的木料，而好的作者就像一个精益求精的雕塑家，他们利用木料雕刻出美轮美奂又栩栩如生的作品，让人看上去的一瞬间就爱不释手。

在丁彬彬医生进行科普创作的四年里，我看到了他的进步。从第一本科普书开始，他就在不断突破，在他的科普里，通过文字、视频、漫画的巧妙转化，为我们呈现了科学的"精美小吃"。而丁彬彬进行这些创作的目的，都是为了让医学知识变得更通俗易懂，更加让百姓喜闻乐见。

科普不仅要讲科学，还要能普及。与专业的 SCI 不同，科普的对象是大众，这是一个庞大的群体，他们需要通过视觉听觉全方位了解医学。这本科普书是不错的范例。

不较真的科普不是好科普

有人说，做人别太较真。但是我总是对我的学生说，做医生，一定要有较真的精神！如果一个医生连较真的精神都没有，人云亦云，没有主见，甚至即便知道是错的，依然选择忍受，这样的医生，就是一个庸医。

无论是做科研，还是创作科普，我认为，较真是同样重要的。

毫不夸张地说，不较真的科普不是好科普。

曾几何时，当那些伪科普能流传甚广，没有人较真是伪科普能够横行的重要因素之一。如今，各式各样的伪科学依然存在于网络之中，普通人根本难辨真假。如何与这些伪科学斗争，较真是一个重要的武器。

在丁彬彬创作的这本科普书里，我看到了他的较真。他致力于让每一个论述都力争准确，让每一个观点都有据可查，这样，著作才能经得住专业的考验。

希望更多的医生进行科普创作

我希望更多的医生在做好本职工作的同时，进行科普创作，把更多更好的作品呈现给大家。

如果一本科普书能够在国内畅销，它就有可能被翻译成多种语言，那么将会有更多的读者因此受益。我期待着丁彬彬的这本书能够受到广大读者的喜爱，更期待着能够翻译成更多的语种，为全世界的百姓服务。

郑州大学第一附属医院消化病院院长　刘冰熔

2021 年 11 月 29 日

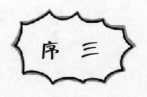

有时治愈、常常帮助、总是安慰

彬彬又写了一本科普书:《清肠养胃》,这是他创作的第二本书了。作为科室主任,我很欣慰,这一次,他诚邀我为其新书作序,看了他发来的完整书稿,我感慨颇多。

在科室里,彬彬所负责的床位一直是最多的,他勤奋刻苦,对待患者有无限的热情,他所主管的患者,都对他赞不绝口,这样一名优秀的医生,每天都在为了患者能够尽快康复而忙碌着,在完成繁忙的临床工作的同时,他还能像钉子一样挤出时间,写了这样一本科普书,这无疑是令人钦佩的。

如果说医生在病房,对患者是一对一的帮助,那么写好科普,让更多的人了解科普,则是惠及大众的事情,想想看,当这本书公开发行的时候,如果能有更多的人阅读了这本书,掌握了科学的医学常识和预防知识,在不久的将来,他们就会科学地审视身体，关注健康。

一些疾病，其实是可以预防的，但怎么样科学预防？不要道听途说，不要采用错误甚至极端的方法。面对各式各样的养生类文章甚至是视频，如何才能做出正确选择呢？

我向广大读者推荐彬彬写的这本科普书。彬彬是一名医生，十余年的行医经验，每一个观点，都有科学的理论支持，他将冰冷的医学转化成了有温度的科普，这样的科普，值得推荐。

有时治愈

医学不是完美的，同一种病，可能有完全不同的结局，如何把握好这弥足珍贵的治愈机会？在这本科普书里，他列举了很多临床案例，这些患者无论是身体还是心理都饱受疾病的困扰，如何治愈他们，如何让他们在以后的生活里，能够更健康地活着，这本书有了答案，作为医生，最欣慰的事情，不就是看到患者痊愈吗？

常常帮助

医学常常是无奈的，很多病，医生也无法治愈，像一些消化系统疾病，它们的治疗很困难，有些疾病的发病机制，到现在也没弄清楚，有些患者一年要住好几次院。

病治不好，又要花很多钱，患者很痛苦，医生该怎么办？

　　帮助很重要，我看到了帮助的价值，搀扶患者下床走路，使用药物帮助患者减轻痛苦，内镜下精准治疗帮助患者尽快康复，对于家境窘迫的患者，千方百计为他们节省医疗费用，甚至主动伸出援手，这些平凡的事情，却一次又一次帮助了患者。

　　即便一些疾病治不好，但是医生尽力了，患者依然是感激的。

总是安慰

　　一句温暖的话可以安慰一个身心受伤的患者，一本接地气的科普书可以安慰更多迫切想了解医学知识的人，作为医生，安慰无处不在。

　　在与彬彬的谈话中，他对我这样说，如果我的文字被更多的人读到，如果我可以安慰更多的人，让他们面对疾病不再害怕，不再不知所措，这就是此书的价值。

　　一个医生的成长不容易，可是如果能做到"有时治愈、常常帮助、总是安慰"更不容易。信息化的今天，医生能做的事情太多了，他们不仅要在病房里发光发热，他们更要通过互联网、新媒体，通过一些传统的媒介发光发热，把更多的医学知识传播出去，无疑是对这个社会最大的回报。

　　前不久在网络上看到了这样一句话："医学不仅是一门科学，更是一门人文科学，离不开高精尖的科技、精湛的技术、充足的知识储备，也同样需要人性的光芒与对生命的敬畏，如此才真正称得上仁心、仁术。"深受触动，这不就是做医生的价值吗？在与患者打交道的过程中，医生可能遭遇不理解，甚至承受巨大的委屈，但是如果我们记得当年的医学生誓言，我们就不会后悔穿上白大褂，成为治病救人的白衣天使。

中南大学湘雅医学院附属株洲医院消化内科主任　周红兵

2021 年 11 月 10 日

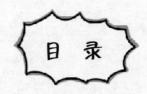

目 录

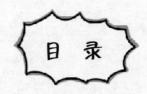

第一章
幽门螺杆菌：导致胃病的罪魁祸首

第二章
远离胃病：三分靠治，七分靠养

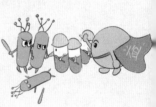

第三章

慢病慢治：吃的真相

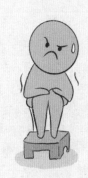

第四章

大便的那些事儿：千呼万唤"屎"出来

第五章

益生菌：肠道里的江湖

第六章

肠病常治：保护好人体的第二个大脑

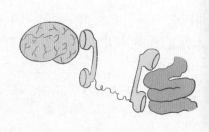

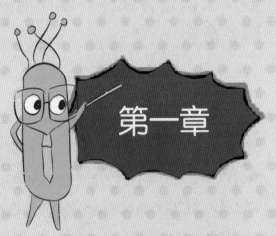

第一章

幽门螺杆菌：

导致胃病的罪魁祸首

1 除了会诱发胃病外，幽门螺杆菌还有哪些危害

幽门螺杆菌的感染率很高，流行病学资料表明，幽门螺杆菌在全球自然人群中的感染率超过 50%，而我国成人幽门螺杆菌的感染率甚至可以达 60%～70%。

感染幽门螺杆菌后，我们很难依靠自身的免疫力清除它们，所以，很多人感染幽门螺杆菌，如果不治疗的话，可能是终身感染。

幽门螺杆菌一旦寄生在胃黏膜上皮细胞表面，就开始释放它特有的"生化炸弹"损伤细胞，它主要的"炸弹"有两个，一个是 CagA 基因，另一个是 VacA 基因。

由于幽门螺杆菌巨大的破坏力，使得感染者常常出现胃病。

哪些胃病与幽门螺杆菌感染有关

幽门螺杆菌是导致慢性胃炎的最常见原因，其除了会导致慢性胃炎外，还会导致消化性溃疡。研究发现，大多数消化性溃疡患者都存在幽门螺杆菌感染，特别是十二指肠球部溃疡患者，幽门螺杆菌的感染率高达90%～100%，而根除幽门螺杆菌，则能显著降低消化性溃疡的复发风险。

慢性萎缩性胃炎和胃溃疡，这两种疾病都属于胃癌癌前病变。所以幽门螺杆菌感染也会增加胃癌的发生风险。

幽门螺杆菌的越界破坏力

自从幽门螺杆菌被发现以来，医学界对它的兴趣就一直处于高涨状态。随着研究的深入，医生发现幽门螺杆菌不仅能导致多种胃病，似乎也存在极强的越界破坏力。

①幽门螺杆菌不仅存在于胃里，也存在于口腔。科学家陆续在口腔的牙菌斑、牙龈袋、蛀齿、牙髓、舌背部和唾液中发现了幽门螺杆菌的踪迹，寄居在口

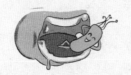

在口腔中引发牙周炎和口腔溃疡

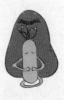

舌背也有它的踪迹

腔的幽门螺杆菌很可能会诱发多种口腔疾病，比如，牙周炎和口腔溃疡。

②也有研究发现，幽门螺杆菌与多种血液系统疾病有关，如缺铁性贫血和特发性血小板减少性紫癜。

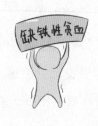

大量破坏血小板

缺铁性贫血

③可能会导致皮肤病。有研究发现，幽门螺杆菌感染会导致慢性荨麻疹的发病率升高，在根

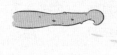

导致慢性荨麻疹

清除后得到明显缓解

除幽门螺杆菌后，患者的荨麻疹症状会得到明显缓解。

④可能会引起冠心病和 2 型糖尿病，由于幽门螺杆菌会释放特有的"生化炸弹"，这些"生化炸弹"不仅破坏了胃黏膜，

也诱发了持续的慢性炎症反应，影响脂质代谢，损伤血管，导致胰岛素抵抗，最终诱发冠心病和 2 型糖尿病。

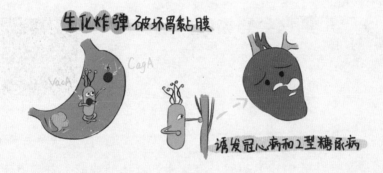

2 儿童也会感染幽门螺杆菌

　　看门诊的时候，经常碰到这样的情形，家庭中的一个人感染了幽门螺杆菌，一家老小都来检查，通过检测都确诊感染了幽门螺杆菌。他们有这样的疑问，平时一家人都特别注意卫生，很少到外面去吃饭，可为何还是感染了？

　　研究发现，幽门螺杆菌感染呈现明显的家庭聚集倾向，如果家庭里有一个人感染了，其他人感染的风险也会比较高，原因就在于幽门螺杆菌特殊的传播方式，它主要通过口—口传播或粪—口传播。说到这儿，很多人会有这样的疑问：医生，幽门螺杆菌不是寄居在胃里吗，为什么还会通过口—口传播呢？

　　因为幽门螺杆菌既能寄居在胃里，也能寄居在口腔。

儿童也会感染幽门螺杆菌

在我国，10 岁前，有超过 50% 的儿童会感染幽门螺杆菌，是因为平时的卫生习惯不好吗？

不全是，很多家庭的卫生习惯很好，可在喂养方面，却一直延续着一些旧习。

比如，在很多家庭里，父母通过咀嚼食物来喂养自己的孩子；为了培养和孩子之间的亲密感情，经常嘴对嘴亲吻自己的孩子；在同一张餐桌上吃饭，一家人可能一直共用餐具，吃饭的时候相互夹菜也成为习惯。这些都会导致幽门螺杆菌的感染率增加，而主要的传播方式就是口—口传播。

在一些基础卫生设施较差的地方，没有经过处理的粪便很容易污染饮用水、土壤和食物。如果进食了受到幽门螺杆菌污染的水和食物，容易感染幽门螺杆菌；很多孩子喜欢玩泥巴，接触了被幽门螺杆菌污染的土壤，甚至把土壤和被污染的手放在口里，也会增加感染的风险。

幽门螺杆菌有其他的传播方式吗

幽门螺杆菌无法通过胎盘感染胎儿，儿童感染幽门螺杆菌，都是在成长过程中，受到周围环境影响被感染的。

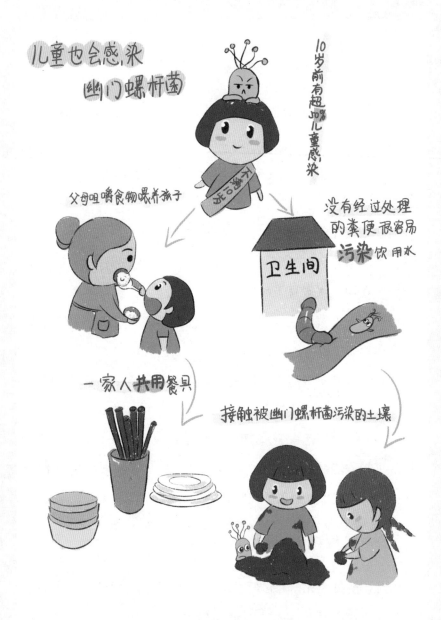

儿童也会感染
幽门螺杆菌

10岁前有超30%儿童感染

父母咀嚼食物喂养孩子

没有经过处理
的粪便很容易
污染饮用水

卫生间

一家人共用餐具

接触被幽门螺杆菌污染的土壤

到目前为止，调查显示，对于饲养宠物的家庭，成员感染幽门螺杆菌的风险和没有饲养宠物的家庭并无差别。

因为幽门螺杆菌对生长环境的要求十分严格，在空气里，幽门螺杆菌根本无法生存，所以也不会通过空气传播。

如何降低幽门螺杆菌的感染风险

① 很多人认为幽门螺杆菌很强大，事实上，幽门螺杆菌不耐高温，用开水烫一下餐具，一般就可以被杀灭。目前，市面上有很多针对餐具消毒用的蒸汽消毒柜和紫外线消毒柜，也可以杀灭幽门螺杆菌，所以对于有儿童的家庭，不妨加强一下餐具的消毒措施。

② 远离幽门螺杆菌感染，除了积极消毒餐具以外，将餐具分开也是一种不错的选择方式。对于儿童，从小就要给他们准备单独的餐具，对于无法有效实行分餐制的家庭，可以考虑使用公筷，这样做也能有效降低幽门螺杆菌的传播风险。

③ 远离幽门螺杆菌，个人卫生同样重要，饭前便后勤洗手，不仅是保护自己，也是保护家人。

④ 由于口腔也是幽门螺杆菌寄居的地方，所以一定不要频繁通过咀嚼食物来喂养孩子，更不要总是嘴对嘴亲吻他们。无论是成人还是儿童，均应该养成勤漱口和刷牙的好习惯，经常保持口腔的清洁卫生，有助于降低幽门螺杆菌感染的风险。

3 抽血能检查幽门螺杆菌吗，哪种检测方法最准确

30岁的谷小姐来到消化内科门诊，她告诉我，她的幽门螺杆菌检查结果是阳性的，在网上查询了一下，说这种细菌会导致多种胃病，所以特别担心。

谷小姐是在外院体检抽血时顺便检查出幽门螺杆菌，我查看了一下报告单，的确显示幽门螺杆菌抗体阳性，不过我告诉谷小姐，单凭这个结果，并不能判断是近期感染还是既往感染。

本以为抽血最准确，哪知道根本不是这样。幽门螺杆菌到底有多少检测方法，究竟哪种方法更准确？

事实上，有很多方式可以进行幽门螺杆菌检测，但大体来说，主要分为侵入性和非侵入性两种方法。

幽门螺杆菌侵入性检查方法

侵入性检查方法是依靠胃镜活检的方式来发现是否有幽门螺杆菌感染，比如，在进行胃镜检查的时候，医生发现患者的胃部存在异常病变，如胃炎、胃溃疡、胃癌等。为了进一步明确这些疾病，医生往往会进行异常病变组织的活检。

侵入性检查方法在检查幽门螺杆菌方面存在诸多优点，它简便、快速、结果可靠，但是同样存在缺点，这种方式必须依赖于胃镜活检，胃镜检查属于侵入性检查，检查过程中存在一定的痛苦，所以在人群中广泛普及这种检查方法，似乎不太可能。

幽门螺杆菌非侵入性检查方法

非侵入性检查方法包括粪便幽门螺杆菌抗原检测、血清学幽门螺杆菌抗体检测、碳 13 或碳 14 尿素呼气试验。

粪便幽门螺杆菌抗原检测，是通过检查粪便来确定有无幽门螺杆菌感染。适用于任何年龄，特别是婴幼儿和有精神障碍的人群，由于他们无法配合医生用其他的检查方式来检测幽门螺杆菌，这种方式更为方便快捷，而且准确率非常高，能和呼气试验相媲美，检查前也不需要口服任何试剂，所以非常安全。只是，目前国内能开展这项检测的医院还比较少。

血清学幽门螺杆菌抗体检测，它的缺陷是不能明确是近期感染还是既往感染。由于幽门螺杆菌感染后，血清中出现抗体需要半年左右的时间，所以如果在感染的早期去抽血检查，很可能无法发现幽门螺杆菌，让患者误认为自己没有被感染，而幽门螺杆菌根除后，抗体水平同样下降缓慢，一般需要 1～2 年的时间才能完全转阴，所以在此期间检查幽门螺杆菌，也有可能出现假阳性的结果，让患者误认为根除治疗效果不好。鉴于血清学幽门螺杆菌抗体检测的准确性不高，不能将其列为首选。

碳 13 或碳 14 尿素呼气试验，是目前使用最为广泛的检查方法，国内几乎所有的医院都在采用。幽门螺杆菌能产生高浓度的尿素酶，让受试者口服被碳 13 或碳 14 标记的尿素，尿素被尿素酶分解，产生的二氧化碳里同样存在标记的碳 13 或碳 14，这个时候，医生利用特殊的集气卡，通过检测被标记的二氧化碳含量，从而确诊有无幽门螺杆菌感染。

碳 13 或碳 14 尿素呼气试验存在很多优点，检测方法简单、检查过程很短、准确率高，而且没有任何创伤，所以它是目前最受大众欢迎的幽门螺杆菌检查方法。

碳14 尿素呼气试验

①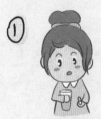

空腹或禁食3小时以后
饮水吞服一粒碳14尿素胶囊

②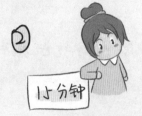

15分钟

耐心等候15分钟
不做剧烈运动

③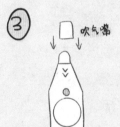

吹气嘴

将吹气嘴按箭头方向套入集气卡前端

④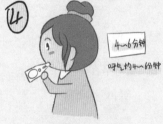

4~6分钟

呼气约4~6分钟

受检者常含吹气嘴
以正常呼吸频率向集气卡呼气

⑤

将吹气嘴放进垃圾桶
集气卡交给医护人员

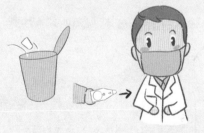

4 听说呼气试验有辐射，不小心做了怎么办

李女士做完碳 14 尿素呼气试验没多久，就发现自己怀孕了，到网上一查，很多人都说碳 14 尿素呼气试验存在一定的辐射，孕妇和儿童都是不能做的。当时就吓得腿软，不小心做了该怎么办？

碳 14 呼气试验，究竟有多大的辐射

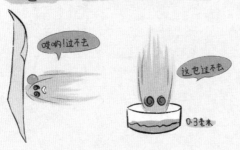

0.3毫米的水或一张纸就可以完全阻挡

哎呦！过不去

这也过不去

0.3毫米

碳 14 尿素呼气试验，主要在于其中的碳 14，碳 14 只是碳的一种同位素，具有微弱的放射性。

虽然碳 14 具有放射性，但是进行碳

14 呼气试验时，我们所摄入的碳 14 剂量其实很小，而且 48 小时基本上能完全排出体外。那么这种辐射剂量究竟小到什么程度呢？

大量的研究发现，碳 14 呼气试验时产生的辐射剂量穿透力非常弱，0.3 毫米的水或者一张纸就可以完全阻挡。做一次碳 14 呼气试验所受到的辐射，相当于坐 1 小时的飞机，这样的辐射可以忽略不计。

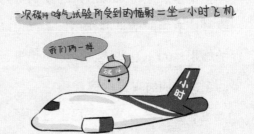

碳 13 呼气试验和碳 14 呼气试验究竟哪个更好

很多孕妇不小心做了碳 14 呼气试验，即便医生告诉她，放松，放松，问题不大！可这些孕妇无形中还是紧张了很久，虽然轻微的辐射不会伤害胎儿，但过于紧张的情绪，却有可能引起体内激素的波动，这对胎儿反而伤害更大。

对于儿童、已经怀孕或者近期有备孕打算的人群，建议选择碳 13 呼气试验。碳 13 和碳 14 都是碳的同位素，在检测幽门螺杆菌方面，它们的准确率是完全相同的。

并不是所有的人都能接受呼气试验

呼气试验的准确性和安全性有目共睹，但是并非所有的人都适合这项检查。

很多人在进行呼气试验检测前，近期曾使用过抗生素、H_2 受体拮抗剂、质子泵抑制剂、铋剂等药物，由于这些药物对幽门螺杆菌有暂时的抑制作用，所以可能会让呼气试验呈现假阴性的结果。对于这些人群，如果想进行呼气试验，最好在完全停药至少 2 周后再进行检查。

也有些受试者，其实已经进行了一次呼气试验，显示幽门螺杆菌感染，接受标准的三联或四联方法根除幽门螺杆菌，也是不适合短期内再次复查的，一般建议在治疗结束至少 4 周后才能进行复查，不然结果也可能出现假阴性。

对于上消化道急性出血的患者，也可能导致试验结果出现假阴性，所以急性出血期间，也不适合进行幽门螺杆菌检测。部分胃切除手术的患者在接受呼气试验时，试剂可能会在胃内快速排空，尿素酶无法及时分解尿素，也会影响检查结果。

呼气试验前要做哪些准备

接受呼气试验之前最好是空腹，如果不是空腹，那么需要在餐后 2 小时以上才能进行呼气试验，在检查之前还要确保口腔里没有食物残留，所以受试者最好漱下口，也就是服用试剂之后，不应该再进食和喝水，直到检查结束，方能恢复进食进水。

5 治疗幽门螺杆菌，只吃益生菌就可以了吗

　　36 岁的夏夏不仅有幽门螺杆菌感染，还罹患十二指肠球部溃疡，医生建议她根除幽门螺杆菌。但是拿回去的药，夏夏却始终没动，转而相信朋友的话，去药店买了 1 个月的益生菌，认为坚持吃 1 个月，幽门螺杆菌能荡然无存。但事实上，停药 1 个月后复查，还是有幽门螺杆菌感染的情况。

　　于是问题来了，以菌治菌，只吃益生菌真的可以根除幽门螺杆菌吗?

益生菌如何抑菌

　　幽门螺杆菌是一种寄生在胃黏膜上皮细胞表面的细菌，虽然大部分细菌在胃酸内都难以存活，但是幽门螺杆菌却格外喜欢这种酸性环境。

益生菌是对肠道健康有益的活的微生物的总称。很多人认为益生菌就是特指哪一种细菌，其实不对，益生菌不仅包括细菌，还包括真菌，像乳酸菌、双歧杆菌、链球菌、酵母菌等都属于益生菌，其中酵母菌就属于真菌。

说到这儿，新的问题又来了——益生菌很难在胃酸里生存，为何它还能抑制幽门螺杆菌的生长呢？

首先，益生菌能阻止幽门螺杆菌对胃黏膜上皮细胞的黏附。

其次，益生菌能够调节身体的免疫力，从而增强了胃肠黏膜的防御功能。

最后，益生菌本身就可以产生一些抑菌物质，在肠道里，这些抑菌物质能够有效抑制有害细菌的生长。

以菌治菌，力不从心

益生菌虽然好，但是它真能单枪匹马跟幽门螺杆菌拼个你死我活吗？毕竟，按照传统的治疗幽门螺杆菌的方案，成人幽门螺杆菌感染，至少需要口服两种抗生素，如果再加上质子泵抑制剂和铋剂，最终患者口服的药物常常有四种。

如此强大的药物组合，尚不能百分之百根除幽门螺杆菌，甚至有时会被幽门螺杆菌打得落荒而逃，更何况只有单枪匹马的益生菌呢？

事实上，单纯依靠益生菌来根除幽门螺杆菌是不可能的。

益生菌治疗幽门螺杆菌的方式是抑制其生长，这里只是抑制，而不是彻底杀灭，真正能起到杀菌作用的，还是要依靠更为强大的抗生素组合。

益生菌可以成为最好的"助攻军"

虽然益生菌不是治疗幽门螺杆菌的主力军，但是作为"助攻军"，它却是非常出色的。我们都知道，治疗幽门螺杆菌需要服用抗生素，而且服用的时间还不短，随着使用时间的增加，抗生素导致的不良反应也大大增加，比如，引起肠道菌群失调，出现抗生素相关性腹泻。

这个时候，益生菌的及时加入，可以大大降低这些并发症发生的风险，降低抗生素导致的不良反应，从而让患者在服用抗生素的时候感觉更舒适。

不要小看这个作用，由于根除幽门螺杆菌的方案往往是10天或14天，严重的不良反应，会让很多人无法坚持下去，半途而废可能会让幽门螺杆菌变得更强，也增加了发生耐药的风险。所以降低不良反应，更有助于患者坚持幽门螺杆菌的治疗。

肠道菌群失调，出现抗生素相关性腹泻

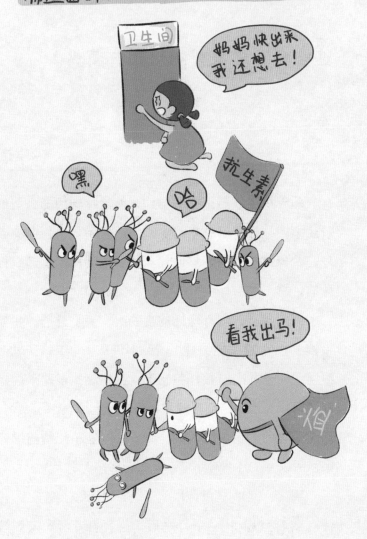

6 这些食物能杀死幽门螺杆菌吗

随着抗生素耐药率的增加，能治疗幽门螺杆菌的抗生素，选择范围越来越少。人们开始寻求新的突破口，希望有些食物能够取代药物，达到根除幽门螺杆菌的目的。

但问题是，真有这样的食物吗？一个月前，我就接诊了一名 22 岁的男性患者，不仅罹患十二指肠球部溃疡，还合并幽门螺杆菌感染，我建议他根除幽门螺杆菌治疗。当时药都开好了，但是他上网查询了一下，认为药物的不良反应太大，而大蒜能够杀死幽门螺杆菌，所以一个月的时间里，他每天都在生吃大蒜。

那么，幽门螺杆菌根除了吗，胃病好了吗？

当然没有！一个月之后，这名患者再次来到门诊，说上腹痛的症状越来越重了，通过复查胃镜，我发现他的十二指肠球部溃疡并没有愈合，幽门螺杆菌也还是阳性的。

由此可见，仅仅依靠大蒜来根除幽门螺杆菌，其实并不靠谱。

大蒜素真有传说中的那么神奇吗

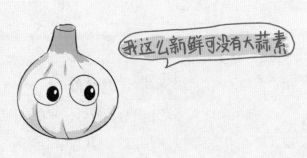

很多人认为大蒜能够杀死幽门螺杆菌，是因为大蒜中含有大蒜素，但实际上大家想错了！新鲜的大蒜中其实并没有大蒜素，只有在大蒜被碾碎的过程中，才能形成大蒜素。

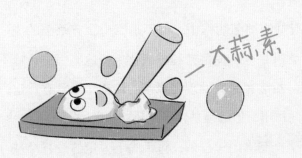

自从大蒜素被发现以后，人们就开始疯狂吹嘘它。事实上，大蒜素虽然具有一定抑制细菌的作

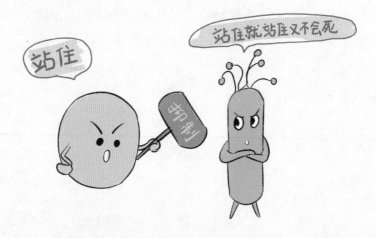

用，但是并不能彻底杀死幽门螺杆菌。

抑菌和杀菌，完全是两个概念，前者是抑制细菌的生长繁殖，后者才是彻底消灭细菌，将其赶尽杀绝。

蜂蜜能够杀死幽门螺杆菌吗

蜂蜜能够长期保存而不变质，很多人认为，这是因为蜂蜜中富含杀菌的物质。

蜂蜜的确有抑制细菌的作用，但不是因为含有杀菌的成分，而是蜂蜜中含有果糖、葡萄糖和过氧化氢，这些物质让蜂蜜保持高渗状态。虽然有研究发现，蜂蜜的渗透作用具有一定抑制幽门螺杆菌的作用，但必须是在保持足够浓度的前提下。

如果仅仅为了抑制幽门螺杆菌，每天喝下大量的没有经过稀释的蜂蜜，不仅口感不好，还会让你摄入大量的糖。更主要的是，在胃液的作用下，再浓稠的蜂蜜其实也被稀释掉了。

西蓝花能够杀死幽门螺杆菌吗

有关西蓝花和幽门螺杆菌的研究，事实上也没有停止过，曾有 48 名幽门螺杆菌感染者食用了 8 周的西蓝花，通过尿素呼气试验，发现尿毒酶的水平的确降低了，但是停用后尿素酶的水平又很快恢复正常，由此可见，食用西蓝花可以抑制幽门螺杆菌生长，但并不能彻底根除。

如果没有药物的干预，单独依靠食疗（大蒜、蜂蜜、西蓝花等），并不能完全杀死幽门螺杆菌。在停止食疗后，幽门螺杆菌往往很快恢复到食疗前的水平。所以到目前为止，依然没有任何食物可以替代治疗真正根除幽门螺杆菌。

7 这些价格不菲的牙膏，能彻底杀死幽门螺杆菌吗

大多数学者认为幽门螺杆菌既存在于胃里，也存在于口腔，而且两个部位的幽门螺杆菌具有同源性。说白了，它们可是正儿八经的亲兄弟。口腔是幽门螺杆菌除胃部以外的第二定居地，而且还可能源源不断地伴随吞咽动作从口腔进入胃里。

看到这儿，你一定会说，看来，要是不把口腔里的幽门螺杆菌彻底消灭，胃里的幽门螺杆菌也是很难被肃清了？正因如此，市面上开始出现很多价格不菲的牙膏，它们所打出的旗号无一例外都是，根除口腔里的幽门螺杆菌，从根本上杜绝幽门螺杆菌感染。

可是问题来了，一支小小的牙膏，真的有这么神奇吗？

幽门螺杆菌既存在于胃里也存在于口腔

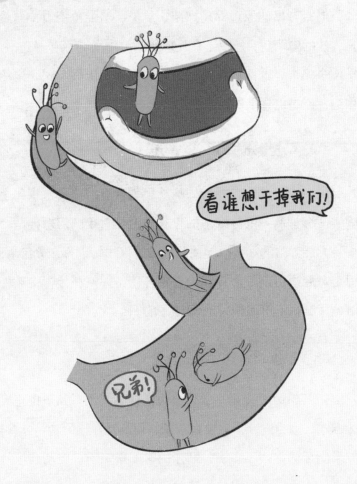

中草药能够彻底杀灭幽门螺杆菌吗

很多牙膏里添加了黄芪、金银花、乌梅、甘草等中草药成分，但是打出的原理都是抑菌、抗炎、增强免疫力，而且由于是天然的中草药，所以不良反应很小。

事实上，这些中草药，也许它们确实能够起到一定的抑菌作用，但是也只是辅助治疗。

添加剂能够彻底杀灭幽门螺杆菌吗

说一说溶菌酶，我们的唾液里就含有溶菌酶，事实上，它确实能够抑制一部分细菌的生长，但是对于幽门螺杆菌，溶菌酶是无能为力的。所以即便我们的唾液里每天都在分泌溶菌酶，但是口腔里可能依然存在幽门螺杆菌，即便在牙膏中额外加入溶菌酶，也不可能彻底杀灭幽门螺杆菌。

刷牙，主要在于刷

与其相信牙膏能够杀灭幽门螺杆菌，倒不如坚持正确的刷牙方式，因为刷牙，主要在于刷，而不是在于牙膏。牙膏再贵，如果刷牙的方式不正确，刷牙的时间很短，口腔问题依然得不到有效解决，所以坚持正确的刷牙方式至关重要。建议坚持早晚刷牙，每次刷牙时间超过 5 分钟，即使用的只是普通牙膏，也能及时清除口腔里的食物残渣和牙齿上的牙菌斑。

　　口腔干净了，幽门螺杆菌生存的空间自然也没有了，再通过正确的、科学的根除幽门螺杆菌的治疗，其实幽门螺杆菌也没有想象得那么难治。

8 杀不死的幽门螺杆菌，究竟还要不要再杀

"自从感染了幽门螺杆菌，就先后治疗了两次，但是两次治疗都失败了，真不知道该怎么办！"谈及自己与幽门螺杆菌斗争的经历，34 岁的李女士唉声叹气。李女士说，在治疗期间，她生怕饮食对治疗有影响，这也不敢吃那也不敢吃，不仅推了好几个饭局，还每天和家人分开吃饭。想到幽门螺杆菌一直杀不死，担心这样下去自己的胃迟早会出问题，所以越来越害怕。

作为医生，我能够理解李女士的心情，事实上，像李女士这样的患者并不少，很多人从得知自己感染了幽门螺杆菌之后，就开始出现一些负面情绪，其中以焦虑最为常见。如果一次治疗成功了，这样的情绪往往能很快缓解，可是如果治疗失败了，焦虑会更加明显。

那么，幽门螺杆菌究竟是何方神圣，为什么杀一次、杀两次，就是拿它没辙呢？

抗生素耐药的现实

大多数时候，我们一次又一次治疗幽门螺杆菌，却始终杀不死它，真正的原因在于幽门螺杆菌对抗生素产生了耐药性。

众所周知，根除幽门螺杆菌，

最重要的是抗生素，遗憾的是，并非所有的抗生素都能杀死幽门螺杆菌，很多人认为级别越高的抗生素，应该对幽门螺杆菌越有用，其实不对。

目前，治疗幽门螺杆菌

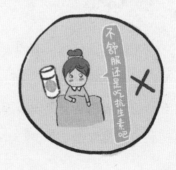

的抗生素，主要包括阿莫西林、克拉霉素、甲硝唑、左氧氟沙星，其中前三种是最常应用的抗生素。

很多人在决定治疗幽门螺杆菌之前，就已经和这三种药物打

了很多次交道，感冒的时候，可能会购买这三种抗生素其中的一种，牙痛的时候、咳嗽的时候、腹泻的时候甚至罹患妇科病的时候，我们往往还是会在这三种抗生素里做出选择。

　　长期不规范地滥用抗生素，导致幽门螺杆菌不仅完好无损，还逐渐对这些抗生素产生了耐药性。

按时按量服药，根除率会更高

　　根除过幽门螺杆菌的人都会感慨，实在不想再治第二次了，要吃的药实在太多了，而且很多药物还存在不良反应，比如，有些患者服用后会出现腹泻、味觉变差，再加上服用时间较长，三联方案常常是 7～14 天，四联方案则是 10 天或 14 天。这么长的时间里，很多感染者容易动摇，不按时服药、私自减少药物剂量、服用疗程不够，这些人为因素都是导致幽门螺杆菌治疗失败的原因。

不规律服药的患者，不仅根除率会降低，还会增加耐药的风险，如果你还没准备好，与其不规律地吃，还不如不吃。

改变生活方式，才能提高幽门螺杆菌的根除率

不健康的生活方式，会让你更易感染幽门螺杆菌，在根除幽门螺杆菌的时候，保持健康的生活方式更加重要，很多人在服药期间，依然吸烟和酗酒，这些都不利于幽门螺杆菌的根治。研究发现，吸烟患者幽门螺杆菌的根除率明显低于不吸烟者，喝酒会刺激胃酸分泌，而根除幽门螺杆菌，很重要的一点就是要抑制胃酸的分泌。

另外，根除治疗幽门螺杆菌期间，多吃新鲜的蔬菜和水果，少吃腌制、熏制、辛辣刺激性食物，少吃高盐食物，不喝生水，注意个人手卫生，保持充足的睡眠，都有利于提高根除率。

两次治疗失败该怎么办

很多人会说，医生，你说的我都注意了，可还是无法根除幽门螺杆菌，正如文中的李女士，经历了两次杀菌治疗，可幽门螺杆菌依然无法根除，那么接下来该怎么办？

虽然幽门螺杆菌的感染率很高，但并非所有的幽门螺杆菌感染都会引起胃病。对于没有严重胃病的人群，比如，没有消化性溃疡、胃癌、慢性萎缩性胃炎、胃黏膜相关淋巴瘤，即便有幽门螺杆菌感染，也可以动态观察，不是说幽门螺杆菌一定要根除。

9 幽门螺杆菌会卷土重来吗

出过水痘的人都知道，水痘痊愈后身体可获得持久的免疫力，所以水痘只会出一次。那么幽门螺杆菌感染呢？是不是根除了以后，身体也会获得持久的免疫力，以后都不会再感染了？

32岁的江女士半年前在门诊进行了碳14呼气试验检查，显示她感染了幽门螺杆菌，由于合并胃溃疡，建议她采取根除幽门螺杆菌治疗。在随后的治疗里，江女士一直很配合，停药8周后复查幽门螺杆菌阴性，胃溃疡也完全愈合了。

得知自己一切正常后，江女士特别开心，可是她万万没有想到的是，仅仅过了半年的时间，到医院复查显示又感染了幽门螺杆菌，同时还伴有上腹胀痛，进一步胃镜检查，显示胃溃疡又复发了，这是怎么回事呢？

为什么幽门螺杆菌感染会复发

有关幽门螺杆菌感染为什么会复发，科学家曾做了很多研究，他们认为原因主要有以下 5 点。

①家庭里有其他人感染了幽门螺杆菌，但没有根除。家庭成员之间的亲密接触、共用餐具、共用牙刷、共同接触被幽门螺杆菌污染的水和食物，这些都造成了幽门螺杆菌在家庭成员之间的广泛传播。可是在治疗幽门螺杆菌的时候，很多家庭可能仅仅只有一个人治疗，虽然根除了，但由于其他的成员还是感染者，所以还是很容易被感染。

②根除幽门螺杆菌后，频繁外出就餐，同样是再感染的重要因素。根除幽门螺杆菌之后，我们的身体里并不会产生永久性抗体，频繁到外面就餐，在一些卫生条件比较差的餐馆聚餐时没有使用公筷，餐具消毒不严格，这些都有再次被感染的可能。

③不注意保持良好的卫生习惯，保持良好的卫生习惯对于预防幽门螺杆菌再次感染至关重要，如餐前便后勤洗手，平时注意餐具的消毒，注意家庭里的卫生，特别是厨房卫生，灶台、菜板、水池等都要及时清洁，买来的各种蔬菜和肉食，在吃之前也应该充分清洗。

看我怎么卷土重来

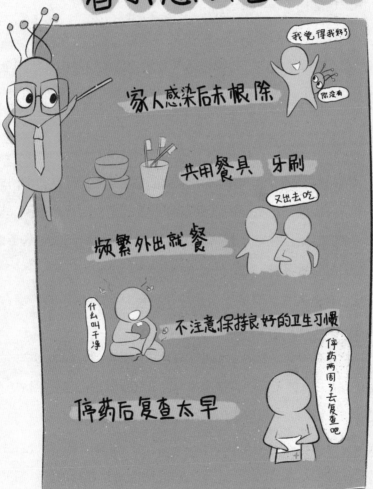

④注意口腔卫生。我们平时一定要特别注意口腔卫生，不能与家人共用牙刷，同时还要养成多刷牙、勤漱口的好习惯，不给幽门螺杆菌以可乘之机。

⑤停药后复查得太早。很多患者在停药后立刻复查，或小于4周的时间就复查，这样做其实都是错误的，极易出现假阴性，误认为治愈了，事实上，这不过是幽门螺杆菌用的障眼法而已。

幽门螺杆菌卷土重来，该怎么办

幽门螺杆菌卷土重来，有时候危害会更大，复发的幽门螺杆菌很可能会产生更强的抗生素耐药性，这为接下来的治疗提升了难度。所以在首次根除幽门螺杆菌之后，我们就要尽量保持健康的生活习惯，以降低复发的风险。

也有患者说，根除了又感染了，既然没有永久的免疫力，那么治疗还有什么意义呢？

建议是一分为二的，如果你只是单纯的幽门螺杆菌感染，并没有引起特殊的不适，胃镜检查也没有任何异常，那么不妨动态观察。可如果你不仅有幽门螺杆菌感染的情况，还伴有明显的症状，胃镜检查也提示有慢性胃炎、消化性溃疡、胃黏膜相关淋巴瘤、胃癌等胃部病变，由于这些胃病与幽门螺杆菌息息相关，不根除幽门螺杆菌，这些胃病不仅不会好，反而可能更加严重，所以权衡利弊后，依然需要积极地进行根除幽门螺杆菌治疗。

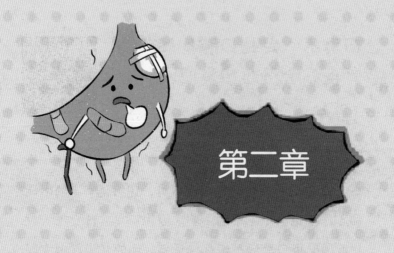

第二章

远离胃病：

三分靠治，七分靠养

1 口臭不一定是口腔疾病，肠胃疾病会引起口臭吗

　　33 岁的蒋女士突然出现口臭，这给蒋女士的生活和工作都带来了不小的影响。因为口臭，蒋女士看过口腔科，可口腔科医生都告诉她，你的牙齿没多大问题，为了排除咽喉部和鼻腔疾病引起的口臭，蒋女士接受了鼻咽喉镜检查，同样没有发现异常。

　　后来，有医生提醒她，总是口臭，不妨去检查一下幽门螺杆菌。

　　这一检查，果然发现了问题，幽门螺杆菌阳性，通过进一步问诊了解到，蒋女士突发口臭的这一段时间，不仅有口臭，还总是感到上腹饱胀，有时候还有反酸和嗳气的表现，这些往往都提示着胃的异常，通过胃镜检查，蒋女士被确诊为十二指肠球部溃疡。原因找到了，她的口臭其实是由胃病引起的。

为什么肠胃不好会引起口臭

①幽门螺杆菌能产生尿素酶，尿素酶可以分解尿素，产生氨气、硫化氢和甲硫醇等气体，这些气体通过食管、咽喉释放出来，就会产生特殊的口臭。

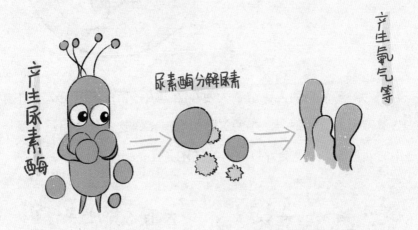

②消化性溃疡、幽门梗阻、胃癌、慢性萎缩性胃炎、胃食管反流病，这些都是常见的肠胃病，它们会让胃的功能变差，进入胃里的食物不易排空，食物在胃里停留的时间延长，很容易发酵腐败，产生一股特有的酸臭味，这些气味通过食管、咽喉释放出来，也给人带来了困扰。

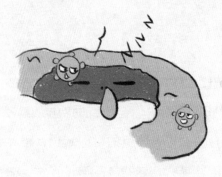

食物在胃中停留时间过长
很容易发酵腐败

③对于便秘的人，由于大便在肠道内停留的时间更久，在肠道细菌的分解下，产生的气体也会更多，这些气体超过了身体的处理能力，就会导致呼出的气体也有一股臭味。

大便在肠道中停留
时间过长，在肠道细菌
分解下产生气体更多

如何治疗口臭

①查明原因才能找到治疗口臭的最佳方法，对于口腔疾病引起的口臭，不仅要及时去看口腔医生，平时还应该保持良好

的口腔卫生。多刷牙、勤漱口、少吃零食、少喝碳酸饮料，同时还要三戒——戒烟、戒酒、戒槟榔。

②对于消化道疾病引起的口臭，应该及时治疗原发病，咨询专业的消化内科医生。

③无论是哪种类型的口臭，注意饮食都是很有必要的，高脂肪和高热量的食物应加以克制，不暴饮暴食。

④对于口臭的人群，如果本身口臭已经很严重，那么，在饮食上，最好少吃辛辣刺激性食物。

⑤很多人认为喝茶能够治疗口臭，是因为茶里含有茶多酚，有利于口腔健康。但是对于消化系统疾病引起的口臭，在喝茶的时候则要小心，因为很多人喜欢喝浓茶，而浓茶则容易加重消化性溃疡和胃食管反流病，在这两种疾病没治好的情况下喝浓茶，口臭可能会更严重。

2 胃，就是这样工作的

我们的胃其实包括五部分，即贲门、胃底、胃体、胃窦和幽门。

海纳百川，是胃排空的第一步

当我们开始咀嚼和吞咽食物的时候，我们的胃已经开始摩拳擦掌了。咀嚼和吞咽食物刺激了口腔，促进胃开始舒张，都说"海纳百川，有容乃大"，这句话用来形容胃再合适不过。

在空腹的时候，胃的容量只有 50 毫升左右。但只要一进食，胃就可能容纳多达 1000 毫升左右的食物，在这个过程里，虽然胃的容量增大了，但是胃腔内的压力并不升高。之所以如此神奇，是因为胃的柔韧性特别好，恰恰因为这种超好的柔韧性，让胃可以容纳

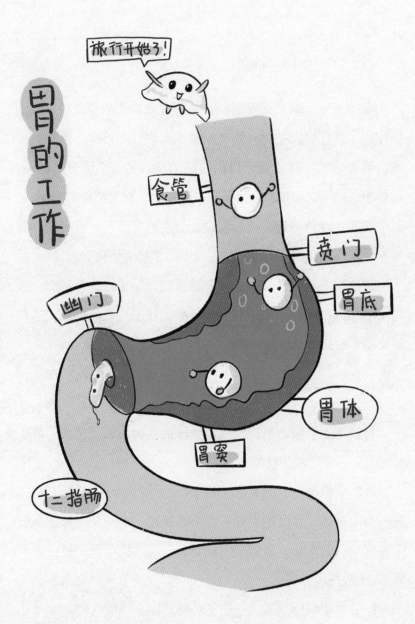

数十倍甚至二十倍于原来体积的食物。

蠕动，是胃排空的第二步

胃的主要运动方式是蠕动，食物进入胃 5 分钟以后，蠕动就开始了。你可以把这种蠕动想象成海浪，一浪又一浪扑向沙滩的那种感觉，其实就是胃内的蠕动波，不要小看胃的运动，在整个运动的过程中，食物其实已经发生了翻天覆地的变化。

蠕动让食物与胃液充分混合，我们的胃液里含有胃酸，胃酸不仅能杀灭食物里的细菌，还能促进食物的消化。

胃液里不仅有胃酸，还含有糖蛋白、黏多糖、黏蛋白，这些物质与胃黏膜分泌的碳酸氢盐一起组成了胃黏膜屏障，这种屏障用来对抗胃酸对胃黏膜的自我伤害。

粥一样的食糜，是胃排空的第三步

食物抵达胃窦的时候，原本大块的食物，已经变成了粥一样的物质，我们称为食糜。

胃窦更像是一个加油站，在这里，食糜被反复推进与后退，进一步研磨后，食糜就变成了很小的颗粒，这些其实都在为最终冲刺幽门做准备，等到幽门打开，食糜趁机冲刺，就完成了胃排空的过程。

但是由于幽门很小，一次不可能通过全部的食物，所以整个胃的排空，要在反反复复中进行，这个过程，常常需要 4～6 个小时。

不同的食物排空时间也有所不同，其中糖类排空最快，蛋白质次之，而脂肪类最慢。

胃很辛苦，该如何正确保护它

如果了解了胃的工作流程，你很容易发现，原来它是这么不简单，这么不辞劳苦。如果没有胃，食物不仅难以消化，食物中的营养，也会更难以被小肠吸收。

既然胃很辛苦，究竟怎样做才能保护它，不妨看看以下 4 点。

①不要暴饮暴食，很多人自封大胃王，如一口气可以吃下几十碗粉，几十个包子，这并不是胃有什么特异功能，而是它在一直努力地扩张着，一次两次胃能受得了，但长期这样做，胃很容易不堪重负。

②不要吃太多高脂肪食物，脂肪类食物在胃里的排空最慢，为了排空它们，胃要一次又一次不断冲刺终点。胃虽然是运动健将，可是它也需要休息。长期高脂肪饮食，只会加重胃的负担，让食物更易滞留在胃内。

③吃饭的时候要细嚼慢咽，食物在口腔里充分咀嚼，才能降低胃的负担。如果吃东西的时候狼吞虎咽，原本需要牙齿咀

嚼的大块食物，不经咀嚼直接吞到胃里，想想看，胃要消化它，需要分泌多少胃酸，来回蠕动多少次。

④长期不健康的饮食习惯，会导致胃酸的分泌增多，太多的胃酸很容易击垮胃黏膜屏障，这个时候，胃酸就会腐蚀胃黏膜，造成自我伤害，最终引起胃病的发生。

3 胃食管反流病竟然会引起咳嗽

35 岁的老胡已经咳嗽整整 3 个月了，断断续续去很多家医院看过，呼吸科、耳鼻喉科、感染科，甚至害怕是过敏所致，到变态反应科也看过，但是咳嗽的原因依然没有查清。

有位医生在接诊他之后，通过文献查询了能导致慢性咳嗽的所有病因，唯一没有检查的就是消化道了。但老胡感觉自己的胃很好，除了咳嗽之外，没有任何不适，所以，觉得咳嗽应该和消化系统没什么关系……

究竟哪些疾病会引起慢性咳嗽

按照持续的时间，咳嗽可以分为急性咳嗽、亚急性咳嗽和慢性咳嗽 3 类，其中急性咳嗽的持续时间往往在 3 周以内，而慢性咳嗽的持续时间，往往超过 8 周，亚急性咳嗽持续的时间介于急性咳嗽和慢性咳嗽之间，为 3 ～ 8 周。由于慢性咳嗽的病因十分复杂，所以它的治疗也相对棘手。

虽然导致慢性咳嗽的病因很多，可能会引起不同的症状，但也可能只有唯一的表现，那就是咳嗽。

胃食管疾病竟然会引起咳嗽

患者是否会出现胃食管反流病，有两个因素是需要考虑的，第一个因素是胃内压，第二个因素是食管内的压力。通俗点来说，当胃内压力大于食管内压力时，就会发生胃食管反流。

理论上每个人都存在胃食管反流，但是恰恰是由于食管下括约肌，有效地阻止了胃内容物的反流，因此，有人把食管下括约肌形象地比喻成开关。

当我们进食的时候，食物通过食管，食管下括约肌打开，食物得以顺利进入胃，食物进入胃之后，食管下括约肌又迅速关上，这样便能有效防止食物反流到食管。

但是由于各种原因，随着年龄的增长，这个特殊的括约肌，可能逐渐变得没那么灵敏。在食物通过的时候，它能开，但是食物抵达胃之后，它却无法顺利地关闭，于是胃内容物很容易趁虚而入反流到食管，从而引起烧心、反酸、胸骨后疼痛或咽下困难。但也可能由于反流物刺激咽喉而仅仅表现为咳嗽。

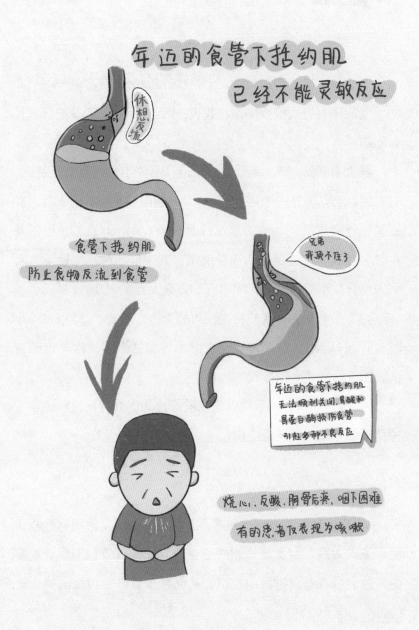

如何确诊胃食管反流病

老胡同意接受胃镜检查，但是检查后却没有发现异常。

老胡拿着胃镜检查单，对我说："医生，我就说我的胃没什么问题。"

我笑着告诉老胡："那可不一定，不要小看胃食管反流病，有时候，它其实是一个潜伏高手。"根据内镜下特有的表现，我们又将胃食管反流病分为反流性食管炎、Barrett 食管（巴雷特食管）和非糜烂性反流病 3 种类型，其中前两种在胃镜下有典型的食管黏膜异常表现，而第三种则毫无异常表现。

为了揭开真相，我建议老胡再完善一个检查，那就是 24 小时食管 pH 监测，对于胃镜检查并无异常的患者，这是诊断胃食管反流病的"金标准"。

通过这项检查，最终，老胡被确诊为胃食管反流病的第三种类型——非糜烂性反流病。

如何治疗胃食管反流病

治疗胃食管反流病，最直截了当的方法就是使用抑酸药和促胃肠动力药，前者是抑制胃酸，从而降低胃酸对于食管黏膜的腐蚀，后者是促进胃的排空，从而减少胃内容物反流回食管的机会。

　　胃食管反流病就怕复发，除了药物治疗，如果不改变不健康的生活习惯，胃食管反流病是很难痊愈的。

　　①是不是及时戒烟、戒酒了？长期吸烟和酗酒，很容易损伤食管黏膜屏障，还会直接降低食管下括约肌的压力。

　　②是不是还在喝浓茶、咖啡？是不是还在吃巧克力，顿顿都是大鱼大肉？一定要从根本上管住嘴。

　　③是不是依然没有控制好体重？依然长期饱受便秘的困扰？肥胖、便秘都容易导致腹压增加，这对于胃食管反流病的控制也有很大的影响。

　　④是不是还有进餐后立刻午睡的习惯？是不是晚上睡觉前还在不停地吃东西？控制胃食管反流病，我们要利用重力的作用。为了降低食物反流概率，我们在饱餐后不仅不能直接躺着，在睡前也不应该再进食。很多胃食管反流病的患者夜间难过，可以把床头抬高 15 ～ 20 厘米，有助于减少夜间反流。

4 这种胃炎一定会癌变吗

因为上腹部胀痛，52岁的郝女士在医生的建议下接受了胃镜检查。通过"胃镜检查＋活检"，郝女士被确诊为慢性萎缩性胃炎。这可把她吓坏了，因为她到网上一查，很多人都说这种胃炎是癌前病变。郝女士越想越害怕，担心过不了多久自己就会罹患胃癌。

慢性萎缩性胃炎是一种怎样的胃炎

与郝女士了解的情况不同，绝大多数的慢性萎缩性胃炎预后良好，仅仅有少数会癌变，这种癌变的风险为1%～3%。

根据我国2017年颁布的《中国慢性胃炎共识意见》标准，基于内镜和病理诊断可将慢性胃炎分为萎缩性胃炎和非萎缩性胃炎两大类型。

慢性非萎缩性胃炎，又称慢性浅表性胃炎，顾名思义，胃黏膜的炎症处于很浅表的位置。慢

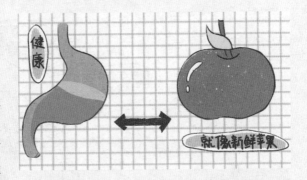

性萎缩性胃炎则不同，胃黏膜的炎症已经由浅表扩展到腺体的深部。在胃镜下可以看到萎缩性胃炎的黏膜色泽变淡，胃黏膜皱襞变细，胃黏液减少，胃黏膜变薄，有时还可以看到黏膜下的血管。

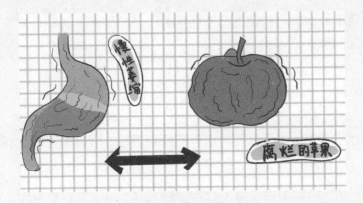

　　如果把胃比喻成一个苹果，刚摘下来的时候，它饱满多汁，颜色很好看，色泽很光亮，但是随着放置时间的延长，不仅看起来没那么鲜艳光亮，果皮也会打皱，吃起来口感也没那么好了，苹果汁液可能变得很少，如果再放一段时间，可能连果肉也变质了。

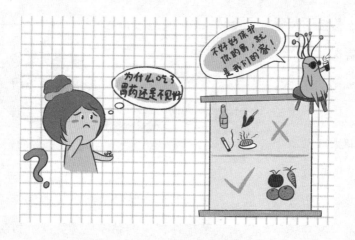

我们的胃恰恰如此,由于形形色色的原因,让它不断变化,刚开始炎症还只是聚集在胃黏膜表面,随着时间的推移,各种不健康的饮食习惯使炎症不断加重,最终导致了萎缩性胃炎的形成。

慢性萎缩性胃炎会引起哪些症状

很多人认为慢性萎缩性胃炎特别严重,所以引起的症状也应该特别明显,其实不一定。不同的患者表现可能也不同,比如,一部分患者可能没有任何症状,一部分患者可能出现上腹痛、恶心、嗳气、上腹胀、食欲不振等症状。对于一部分慢性萎缩性胃炎的患者来说,由于维生素 B_{12} 的吸收不良,会导致恶性贫血,从而出现一系列贫血的表现,如面色苍白、头晕乏力、神情淡漠等。

确诊后应该如何治疗

确诊慢性萎缩性胃炎的"金标准"就是"胃镜检查＋活检"。

在确诊为慢性萎缩性胃炎之后，我们首先应该积极寻找病因。如果是幽门螺杆菌感染引起的，这个时候就需要根除它；如果是胆汁反流引起的，我们就需要使用一些抑制胆汁反流的药物，同时还可以加入一些保护胃黏膜的药物；如果是长期口服非甾体类药物引起的，使用胃黏膜保护类的药物同样有效，必要的时候也可以选择抑制胃酸的药物。但是这些药物的选择与使用，需要咨询专业的消化内科医生，不能随意自行购买服用。

长期滥用胃药，很可能导致胃病不仅没治好，反而引起了其他的问题。要想慢性萎缩性胃炎恢复得更快，除了科学服药还远远不够，由于很多不健康的生活习惯都会诱发或加重慢性萎缩性胃炎，所以要戒烟戒酒，同时还应该注意健康的饮食习惯。不吃霉变食物，不吃腌制和熏制的食物，多吃新鲜的蔬菜和水果，避免辛辣刺激性饮食。

当然，良好的心态和充分的睡眠也至关重要，因为它们能提高免疫力，更有利于胃黏膜的修复。

一般来说，治疗后每 2 年复查一次胃镜，不仅可以判断预后，还可以及时发现是否有癌变倾向。

5 胃出血会导致大便变黑吗

大便变黑已经整整 4 天了，48 岁的宋女士却始终没有重视，直到浑身无力，倒在厕所里，家人发现后急忙将其送到医院。

通过抽血检查，宋女士的血红蛋白只有 55 克／升，这已经达到了重度贫血的诊断标准，而大便化验隐血3+，这些都提示宋女士存在消化道出血。胃镜检查提示十二指肠球部溃疡，这才是导致她消化道出血的罪魁祸首。

胃出血为什么会让大便变黑

生活里，对于宋女士这样的出血，大家往往称为胃出血，其实它准确的称呼应该是上消化道出血。

我怎么变黑了？

血液在肠道中停留时间长

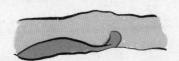

我们结合是硫化亚铁

铁　硫化物　硫化亚铁

血液在胃里停留时间过长

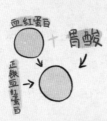

血红蛋白 ＋ 胃酸

正铁血红蛋白

变色 →

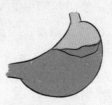

排出黑色大便　　　呕血

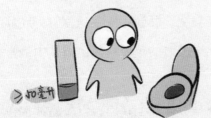

≥50毫升

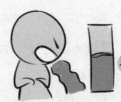

≥250毫升

那么，为什么这种出血会引起大便变黑呢？这是因为血液在肠道停留的时间比较长，血红蛋白里的铁与硫化物结合，形成了硫化亚铁，所以大便才呈黑色。

说到这儿，很多人会有这样的疑问，有些上消化道出血的患者，不但有黑便，而且呕吐物也是黑色的，这又是怎么回事呢？

这是因为血液在胃里停留的时间比较长，血液里的血红蛋白经过胃酸的作用，形成了正铁血红蛋白，会导致胃内容物的颜色呈现特有的咖啡色。

也有时候患者的出血量特别大，那么呕出来的可能是鲜红色血液，排出来的可能是暗红色血液。

作为消化科医生，我们常常根据患者描述的症状来判断出血量，如果患者排出黑色大便，那么出血量可能在 50 毫升以上，如果出现呕血，则提示胃内的积血量在 250 毫升以上。

上消化道出血最常见的原因是什么

消化性溃疡、急性胃黏膜病变、肝硬化所致的食管胃底静脉曲张、胃癌等都是导致消化道出血的重要病因，但其中最常见的病因是消化性溃疡。

消化性溃疡最典型的表现是节律性上腹痛：胃溃疡常常在餐后半小时疼痛发作，持续 1～2 小时，而十二指肠溃疡常常出现饥饿痛，进食后疼痛往往能消失。

有些消化性溃疡患者有典型的节律性上腹痛，但有些并不一定会有。

如何预防上消化道出血

迄今为止，胃镜检查是发现消化性溃疡的最佳方式，也是预防上消化道出血的最佳方式之一。

另外，大便的报警信号也很重要，每个人应该学会每天观察自己的大便，若出现异常的大便，特别是不明原因的黑便，如果你无法判断是哪种因素导致，最好及时求助医生。

很多人发现大便变黑，一拖再拖，血红蛋白不断下降，人越来越不舒服，甚至发生休克晕厥，才被家人送到医院，这个时候不仅危险，而且治疗过程会更复杂，治疗周期也会更长。

并不是所有的黑便都是胃出血

某些食物和药物同样可能会导致大便变黑，如进食动物血以及黑芝麻、黑米、黑豆等一些黑色的食物。

至于药物方面，缺铁性贫血的患者在补充铁剂的时候，大便有可能呈现黑色，原因同样是形成了硫化亚铁。幽门螺杆菌感染，需要根除幽门螺杆菌，如果服用的药物里含有铋剂，也会让大便变黑。有些患者因为身体虚弱，服用中药，大便依然可能会变黑。但是这些原因导致的大便变黑，往往在停止进食可疑的食物和药物之后，患者的大便会很快恢复正常的颜色。另外，食物和药物导致的黑便，并不会伴有血红蛋白的下降，自然也不会出现头昏乏力、四肢冰冷、心悸胸闷等贫血的表现，对大便进行隐血检查，隐血也往往是阴性的。

6 胃溃疡不治也能好吗

33 岁的小邓因为上腹痛到医院检查，胃镜提示为胃溃疡，我告诉小邓，服药 4 周以后再到医院复查。

可是只过去了 1 周，因为剧烈的上腹痛，小刘又来到了医院，更糟糕的是，他还出现了黑便，检查显示，他出现了胃溃疡最常见的并发症——胃出血。

我很奇怪，明明开了药给他吃，怎么还搞得这么严重，仔细一问，才知道他回去后只吃了 3 天的药，就再也没吃了，现在那些胃药全部躺在抽屉里"睡大觉"呢！

本来通过在家服药就能治愈的疾病，非要拖到如此严重的地步，原因就在于小邓的忽视。他说，自己从被确诊的那一天开始，就根本没把胃溃疡当回事儿，一直认为这是小病，不治也能好。

不是所有消化性溃疡都安于现状

很多人不了解胃溃疡是什么样子，如果你得过口腔溃疡，你就可以大致想象它的模样，只是这种溃疡不是出现在口腔，而是出现在了胃里。

事实上，人体不光胃容易出现溃疡，食管、十二指肠等部位同样容易出现溃疡，统称为消化性溃疡。

消化性溃疡是一种全球性的常见病，全世界约有 10% 的人在其一生中曾患过消化性溃疡。这种病可发生于任何年龄，但是总的来说，青壮年更易罹患十二指肠溃疡，而中老年人则容易罹患胃溃疡。

虽然消化性溃疡是一种常见病，遗憾的是，很多人并不重视它。

的确，皮肤上有伤口，不去管它，自己也能修复愈合，可如果伤口很深很大，那么等不到自我修复，你可能就因为失血性休克住进了医院。对于消化性溃疡，同样如此，如果溃疡很大很深，或是已经发生了癌变，要想自我修复，自然就难上加难了。

因为并不是所有的消化性溃疡都会安于现状，总有一些捣乱者，它们会导致更严重的并发症。

四种并发症，一顿操作猛如虎

消化性溃疡最常见的并发症就是出血。之所以会出血，是因为溃疡侵蚀了周围或深处的血管，如果一次出血量很大，胃内积血过多，可能会呕出来，这就是呕血，如果血液排向更深的位置，还会拉出来，此时大便会变成典型的柏油样黑便。

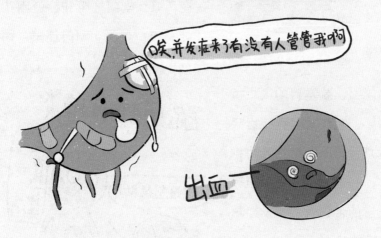

也有一部分患者，在溃疡向深处发展的时候，刚好错过了血管，并没有引起出血，但是越来越深，就可能穿透胃和十二指肠，引起消化道穿孔，相对于出血，这是一种更严重的并发症。

因为穿孔会导致消化道的内容物进入腹腔，引起弥漫性腹膜炎，这个时候去触摸患者的腹部，会发现他的腹壁像木板一样僵直发硬，而且根本碰不得，一碰就会剧烈疼痛。随着弥漫

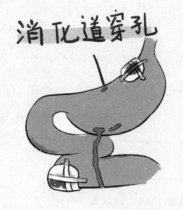

消化道穿孔

性腹膜炎的进一步发展，如果得不到及时有效的治疗，患者还会出现感染性休克。

如果说出血和穿孔是消化性溃疡最来势汹汹的两个并发症，那么幽门梗阻和癌变则相对缓和一点儿。幽门梗阻，顾名思义，就是胃的出口被堵了，它导致的直接后果就是胃里面的食物无法排空，有进无出，胃里积存大量的食物就会诱发严重的呕吐。

弥漫性腹膜炎

哎呦，别碰肚子

像木板一样硬！！！

消化性溃疡不会安分守己，如果溃疡很长时间都不好，或是反复发作，溃疡癌变的风险就会大大升高，胃溃疡癌变的概率常常大于十二指肠溃疡。

如何治疗消化性溃疡

作为消化科医生，虽然接诊过很多消化性溃疡的患者，但其中有些患者，却因为严重的并发症，内科治疗无效，而不得不转到外科进行手术治疗。

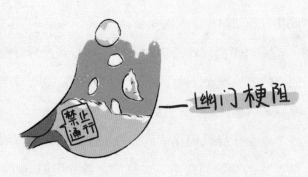

幽门梗阻

禁止通行

外科手术，不是单纯地修补或切除溃疡，而是通过手术，永久地减少胃酸和胃蛋白酶分泌的能力，胃大部切除术是最常用的一种手术方式。

事实上，随着医学的发展，对于消化性溃疡的患者，只要就诊及时、发现及时、治疗及时，并能配合医生改变不健康的生活习惯，大多数消化性溃疡根本不需要外科手术。

如何更好地治疗消化性溃疡，有以下 6 点建议。

①保持好的心情，不仅能让溃疡更好地愈合，还能防止其复发。

②消化性溃疡的发生与吸烟、酗酒有关，所以及时戒烟、戒酒，才更有利于溃疡的愈合。

③暴饮暴食，进食不规律，喜欢腌制、烟熏的食物，吃饭的时候狼吞虎咽，喜欢饮用咖啡和浓茶，这些都会让你更易罹患消化性溃疡，所以，保持健康的饮食习惯，往往是治疗溃疡

成功和预防溃疡复发的关键。

④对于消化性溃疡的人群，除了要进行胃镜检查明确，还需要的一种检查，就是幽门螺杆菌检测。对于阳性感染者，及时根除幽门螺杆菌至关重要。

⑤由于导致消化性溃疡最主要的因素是胃酸，所以使用抑制胃酸的药物同样重要，目前，最常用的就是质子泵抑制剂，像奥美拉唑、泮托拉唑等都属于这种，为了让消化性溃疡的愈合率超过 90%，抑酸药物的使用疗程最好在 4 ～ 6 周。

⑥对抗胃酸侵蚀的是胃黏膜屏障，所以除了要用抑制胃酸的药物，还可以使用胃黏膜保护剂，从而增强胃黏膜的防御功能，常用的胃黏膜保护剂包括胶体果胶铋、硫糖铝凝胶和米索前列醇。

7 胃息肉究竟会不会癌变

对于 46 岁的夏先生来说，与息肉的"难舍难分"让他特别烦恼。5 年前被检查出胆囊息肉，做了胆囊切除手术；2 年前被检查出大肠息肉，做了肠息肉切除手术；如今，胃镜检查又发现了胃息肉，夏先生一下子不知道该怎么办了。

他自嘲道："真不知道是什么缘分，长了一身的息肉！"

作为消化内科医生，我经常接诊到像夏先生这样的患者，很多人在胃镜检查的时候发现息肉，他们在犹豫到底切除还是不切除时，也有着共同的担心，随着时间的推移，胃息肉究竟会不会癌变？

数据显示，虽然胃息肉的发病率比不上大肠息肉，但是它同样是消化内科的一种常见病。

胃息肉究竟会不会癌变，要看病理类型

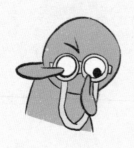

虽然肉眼看上去，胃息肉没有差别，但是在显微镜下观察，胃息肉却有不同的病理类型。

①炎性息肉，不会癌变。如果说在所有的胃息肉类型里，究竟哪种息肉最安全，那么毫无疑问，就是炎性息肉。

②增生性息肉，癌变的风险很低。但是增生性息肉一般会比炎性息肉个头更大，医学界认为，直径小于 2 厘米的增生性息肉，可以先观察，但如果超过 2 厘米，最好及时切除，因为癌变的风险会更高。

③腺瘤性息肉，又分为管状腺瘤、管状绒毛状腺瘤和绒毛状腺瘤。大部分的管状腺瘤直径小于 2 厘米，表面比较光滑，

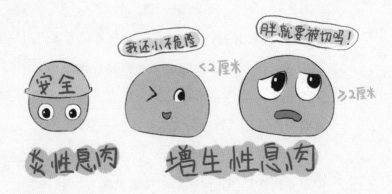

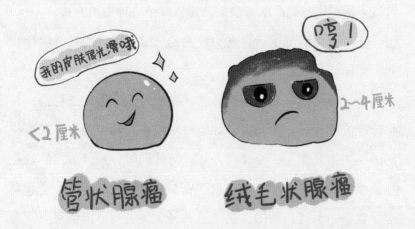

但不表示它癌变的风险就小。绒毛状腺瘤的直径为 2 ～ 4 厘米，顶部常常有充血和糜烂。至于管状绒毛状囊腺瘤，则是以管状腺瘤为基础，混合了一部分绒毛状腺瘤，它的直径往往超过 2 厘米。

总的来说，我们在胃镜检查时发现的胃息肉，大部分属于炎性息肉。

如何远离胃息肉

到目前为止，胃息肉的确切发病机制还没有明确，但是研究发现，幽门螺杆菌感染、胆汁反流、长期使用质子泵抑制剂会增加胃息肉的发生风险。

和大肠息肉的治疗方法相似，对于有切除指征的胃息肉，可以采取胃镜下切除的方法来治疗，这是一种微创方式。

不过为了降低术后胃息肉复发的风险，术后的一些治疗和预防同样至关重要。

合并幽门螺杆菌感染的患者，要积极治疗幽门螺杆菌；有胆汁反流的患者，要积极治疗胆汁反流；长期应用质子泵抑制剂的，如果是滥用，要及时停用；与此同时，戒烟戒酒，避免暴饮暴食，多吃蔬菜水果，少吃腌制、熏制、高脂肪、辛辣刺激性食物，保持心情的愉悦则更有利于预防胃息肉的复发。对于胃息肉切除以后的患者，还应该每 1～2 年复查一次胃镜。

年轻就不会得胃癌吗

　　丹丹才 28 岁，很年轻，无论是丹丹本人还是她的父母，都难以接受她患胃癌这沉重的现实。

　　很多人认为年轻的胃癌患者应该是个案，很遗憾地告诉你们，丹丹并不是我接诊的最年轻的胃癌患者。在最近 3 个月的时间里，我接诊了大约 10 名胃癌患者，年龄最大的是 85 岁，而年龄最小的仅仅 22 岁。

　　虽然 55 ～ 70 岁是胃癌的高发年龄段，但是近些年，胃癌的发病开始呈现年轻化的趋势，年龄小于 35 岁的胃癌患者越来越多，而这部分人群常常被忽视。

为什么年轻也会罹患胃癌

　　年轻就是资本，年轻了不疯狂，难道要等到老了再疯狂吗？

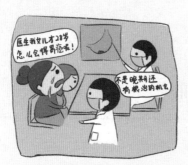

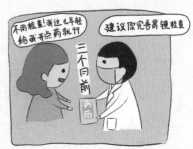

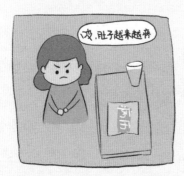

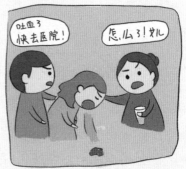

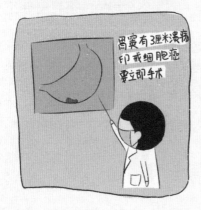

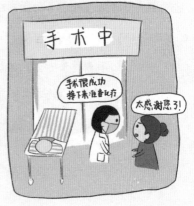

有些年轻人的疯狂是消耗自己的健康，无论是饮食习惯还是生活习惯都非常随心所欲，却不知道，恰恰这些不健康的习惯，往往是诱发胃癌的元凶。

①酷爱腌制、熏制、油炸和烧烤食物。生活节奏快，没时间在家做饭，于是街头巷尾的各种小吃和快餐店就成了年轻人的最爱。腌制食物里含有大量的亚硝酸盐，进入胃后形成亚硝酸胺，这是强致癌物；油炸、熏制和烧烤食物在制作过程中往往会遭到污染，同样会诱发胃癌。

②享受酗酒。长期大量喝酒，很容易损伤胃黏膜，即便年轻，免疫力也会逐渐下降，诱发胃癌。

③喜欢垃圾食品，却又不爱吃新鲜的蔬菜和水果，导致多种维生素和微量元素的摄入不足，与胃癌的发生也有一定关系。

④有胃癌家族史，却始终没有引起重视。胃癌的发生有一定的家族聚集倾向，一级亲属中有人罹患胃癌，那么胃癌的发生率会是普通人群的 3 倍，尤其是女性，更应该重视。在年轻的胃癌患者里，总体来说，女性多于男性，除了与不健康的饮食和生活习惯有关外，遗传也是重要的因素。

⑤精神心理因素。特别是在大城市，很多打拼的年轻人长期处于高压之中，不仅容易出现心理疾病，也可能会增加胃癌的发生风险。

⑥幽门螺杆菌感染。世界卫生组织将幽门螺杆菌列为 I 类

致癌物，是因为它与胃癌的发生密切相关。幽门螺杆菌所释放的多种细胞毒素和炎症因子，均可能诱发癌变。

年纪轻轻就罹患胃癌，还有治吗

由于年轻人的忽视，导致大多数胃癌被确诊的时候，往往已经是进展期。越年轻的患者，胃癌的恶性程度可能越高，弥漫性损害的可能性越大，但这些并不意味着胃癌的预后会更差。

由于年轻人大都没有高血压、糖尿病、冠心病等基础病，年轻人的体质更好，修复能力更好，所以无论采取什么治疗，恢复也会较快。对于处于胃癌进展期的年轻患者，手术后往往能够耐受漫长的化疗过程，而且坚持下去的意志力也会更强。

所以，即便年纪轻轻就罹患胃癌，依然有治。此时要有足够的勇气和信心，这样才能更好地对抗病魔。

即便年轻，也应该提前预防胃癌

对于有胃癌家族史、有幽门螺杆菌感染、有多种不健康的饮食习惯和生活习惯的人群，都应该牢记自己是胃癌的高危人群，发生胃癌的风险会更高，在出现不适的时候，应该及时就医。

9 早期胃癌会有哪些症状，究竟怎样做才能发现它

仅仅出现上腹痛 1 个月，胃镜检查却提示已经是进展期胃癌。52 岁的贺女士特别不能理解，才短短 1 个月，就突然得了胃癌，而且已经不是早期，胃癌的发展速度有这么快吗？

从正常的胃，到进展期胃癌，当然不会只有一个月！

作为消化内科医生，我碰到过很多像贺女士这样的患者，他们对胃癌存在诸多误解，在他们看来，胃癌会导致明显的症状，如果没有症状，就说明胃是健康的，所以很多患者都是等到胃部出现明显的不适，才决定到医院检查，糟糕的是，一旦确诊胃癌，往往已经不是早期，这是怎么回事呢？

早期胃癌会有哪些症状

早期胃癌常常没有症状。

缺少必要的检查，逃过免疫系统追查的胃癌细胞会很快伺机而动，开始不断向胃壁更深的位置浸润，而且癌细胞的胃口远不止如此，除了在胃内悄无声息地发展，还开始计划侵占更多的"地盘"。

于是在癌症发展的过程中，一部分癌细胞转移到淋巴结上，一部分则通过血液循环，抵达身体的其他部位，并在那里开始建造新的殖民地。

进展期胃癌会有哪些症状

一旦早期胃癌发展为进

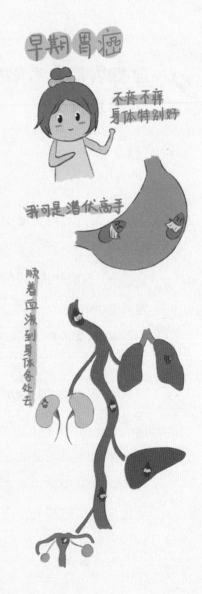

展期胃癌，一系列明显的报警症状才会出现，比如，明显的上腹部疼痛、恶心呕吐、食欲下降、消瘦和乏力，或者出现典型的上消化道出血，出现大量呕血和黑便。如果这个时候，你依然没有重视，继续拖着不去医院看病，那么胃癌还可能发生远处转移。

胃癌转移到肝脏的时候，会引起右上腹痛和黄疸；转移到肺部的时候，会引起咳嗽和咯血；转移到胰腺的时候，会引起背部放射性疼痛；有些胃癌细胞还会种植到卵巢和腹膜上，会引起腹腔大量积液；同样的道理，如果转移到胸膜上，则会引起大量的胸腔积液。

越是一拖再拖，出现的不适症状越多。很多晚期胃癌患

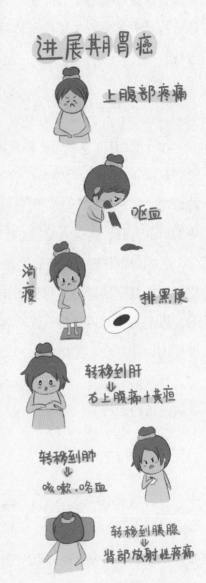

者常常有这样的感慨，我从头到脚，就没有哪里舒服过！其实这恰恰是癌细胞发生了广泛转移，引起了全身多个器官的异常表现。

哪些人属于胃癌的高危人群

由于我国 40 岁以上人群胃癌发病率显著上升，所以我们常常建议以 40 岁作为胃癌筛查的起始年龄，如果你不仅满足年龄的标准，还满足以下 5 点的任何一点或多点，那么你就属于胃癌的高危人群，更应该及早进行胃癌筛查。

①幽门螺杆菌感染者；②既往有慢性萎缩性胃炎、胃溃疡、胃息肉、肥厚性胃炎等胃癌前疾病，或者曾进行过胃大部切除术，目前是手术后残胃；③有胃癌家族史，一级亲属里有人罹患胃癌；④存在不健康的生活习惯，喜欢进食腌制和熏制的食物，喜欢高盐饮食，有长期吸烟、酗酒史；⑤所在地区的胃癌发病率很高。

究竟哪些检查能够发现早期胃癌

对于胃癌的高危人群，建议一定要进行胃镜筛查，因为"胃镜检查＋活检"是目前诊断早期胃癌的最可靠手段。遗憾的是，很多人认为胃镜检查太过痛苦，或者胃镜检查费用较高，于是抵触胃镜检查，甚至完全拒绝胃镜检查，其实这样做都是不对的，它导致的最直接后果就是误诊或漏诊。

那么，除了胃镜检查，还有没有其他的检查方式呢？

答案是有，如血清胃功能检查、上消化道钡餐检查、碳13或碳14呼气试验，但是却没有哪一种检查能和胃镜检查相媲美，而且如果发现异常，最终明确同样需要胃镜检查。

10 胃镜检查很痛苦吗，会不会导致胃穿孔

33岁的龙小姐上腹痛已经整整半个月了，但她一直拖着没到医院来。这两天腹痛更剧烈了，而且龙小姐还发现自己近两天排的大便都是黑色的，在网上搜了一下，龙小姐吓了一跳，网上说这种情况可能是胃出血，应该及时到医院就诊，不然后果会很严重。

事实上，龙小姐找我看病的时候已经出现了贫血症状，她头晕乏力，早晨上厕所的时候，差一点儿都站不起来了。抽血化验血红蛋白为95克/升，达到了轻度贫血的诊断标准。她很有可能罹患了消化性溃疡。

虽然消化性溃疡是导致上消化道出血的最主要病因，但明确诊断依然需要胃镜检查，听说要做胃镜，龙小姐立刻挥手拒绝："不行不行，我听说胃镜检查太痛苦了，弄不好还会把胃捅破，引起胃穿孔，我

不做！"

胃镜检查很痛苦吗

很多人拒绝胃镜，最直接的理由是太痛苦，即便没有亲身经历过，但是通过听说，再加上自己想象，一根那么长、那么粗的管子伸进嘴巴，穿过咽喉，穿过食管，想想都够可怕的！

那么，胃镜检查真有想象的那么痛苦吗？

为了体验患者的痛苦，作为消化内科医生的我，曾接受过一次普通胃镜检查，全程处于清醒状态，由于自己是医生，又扮演了患者的角色，所以我非常清楚胃镜检查带来的各种感受。

它的确存在着一定的不适，这种不适其实并非是剧烈的疼痛，而是检查过程中出现的呕吐反应，不同的人接受胃镜检查，引起呕吐反应的严重程度不同。

之所以会引起呕吐反应，是因为咽反射。我们感冒了，喉咙不舒服，去医院看病的时候，医生会用压舌板压住我们的舌头去检查咽喉，这个时候我们会有恶心呕吐的感觉，是因为压舌板刺激了咽后壁的神经，这是一种再正常不过的保护性反射。

我们把手伸进口腔里能够自行催吐，也是因为这个原理，想想看，那么长的一根胃镜，在通过咽后壁的时候，又怎么可能不会引起呕吐呢？

我们进行胃镜检查需要空腹，空腹的时候因为没有食物，胃没有膨胀起来，为了看清胃黏膜，不放过任何一个角落，医生就需要往胃里充气，气体使胃膨胀起来，让医生的视野更好了，可也会让患者感到腹胀，气体还可以从胃部跑到食管里，一路往上，引起呃逆，加重呕吐。

虽然痛苦，但可以承受

不同的患者接受胃镜检查时感受不同，但大多数患者都觉

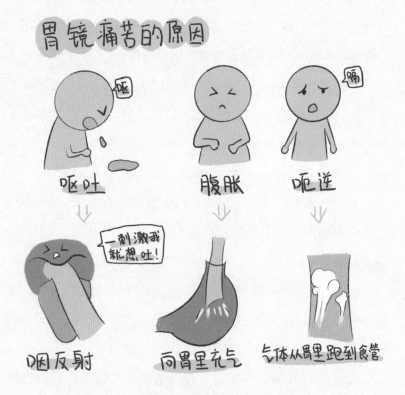

得胃镜检查引起的不适可以承受，至于很多人所担心的胃镜检查是不是存在胃穿孔的风险，其实这样的风险发生率就更低了。

并不是人人都适合胃镜检查

胃镜检查并不是开一张检查单那么轻松，当决定要为患者进行胃镜检查时，医生会仔细评估，适不适合胃镜检查，同时将胃镜检查过程中可能出现的不适及风险全部告知患者，以取得患者的充分理解和配合。

虽然胃镜检查在发现食管、胃和十二指肠疾病方面有其他检查难以替代的作用，但是全身状况极其不好、消化道穿孔、严重肠梗阻、存在呼吸和循环系统严重疾病的人群，则不适合胃镜检查。因为胃镜检查存在一定的不适，全身状况极其不好的人群难以承受这样的不适。

11 究竟该选择普通胃镜还是无痛胃镜

　　同样是22岁，一名女性患者能接受无痛胃镜检查，而另一名男性患者却只能接受普通胃镜检查。很多人会问，难道胃镜检查还男女有别吗？为什么同样是22岁，一个能接受无痛胃镜，另一个却只能接受普通胃镜检查？

　　两个年轻的患者都是我在看门诊的时候接诊的，女性患者并没有什么先天性疾病，心电图正常、化验检查（乙肝、丙肝、梅毒和艾滋病筛查）无异常，而且心肺功能正常，麻醉师评估后认为可以进行无痛胃镜检查。再说男性患者，同样没有什么先天性疾病，心电图正常、化验检查（乙肝、丙肝、梅毒和艾滋病筛查）无异常，但是患者前几天受凉感冒后，病情一直在加重，胸片提示有肺部感染，因为有咳嗽、咳黄脓痰，麻醉师评估后认为不适合进行无痛胃镜，麻醉之后，很容易导致喉痉挛和支气管痉挛，再加上无法自主排痰，很容易引起窒息。所以，同样年纪的患者，在胃镜检查的选择上也会存在差别。

什么是无痛胃镜

听到无痛胃镜时，很多人的反应就是，无痛简直太好了！可很多人不知道无痛究竟是怎么个无痛法，事实上，无痛胃镜检查的检查过程和普通胃镜检查一模一样，只是额外加入了全身麻醉而已。目前，无痛胃镜检查所使用的麻醉药，主要是丙泊酚，它起效快且降低了麻醉的风险，由于药物代谢快，对身体的抑制少，患者的感觉也很良好，麻醉后所出现的不适反应往往很轻。

并不是所有人都适合无痛胃镜

无痛胃镜虽然能降低患者的痛苦，让胃镜检查变得更为舒适，但是麻醉药却可能导致循环、呼吸抑制，甚至出现严重的过敏反应，麻醉后也容易引起反流误吸。

所以，无痛胃镜检查前需要麻醉医生的充分评估，对于年龄超过 80 岁，有心脑血管疾病、严重肺部疾病、麻醉药过敏史、精神疾病、严重颅脑外伤史的患者，都可能不适合进行无痛胃镜检查。

普通胃镜检查前也会用药

在无痛胃镜开展之前，普通胃镜其实已经存在了很多年。为了减轻患者的痛苦，医生其实想了不少办法，比如，在胃镜检查前，让患者口服口咽表面麻醉剂。麻醉之后，患者口咽部的敏感性会下降，在胃镜通过咽喉插入食管的时候，不适感自然会减轻。

胃镜检查前为什么要抽血

无论是普通胃镜还是无痛胃镜，在检查前，医生都会告知患者要抽血检查，很多患者都有这样的疑问，我是做胃镜，关血液什么事？

因为胃镜检查是一种侵入性检查，从咽喉食管，再到胃和十二指肠，检查过程中会有大量的消化液黏附在上面，胃镜不是一次性的，是消毒后重复使用的，对于有传染病的人群，需要使用专门的胃镜，目的就是避免交叉感染。所以胃镜检查前，常常需要抽血检查是否有传染病。

有时候患者病情复杂，胃镜检查风险较大，为了评估是不是能做胃镜检查，除了传染病检查外，医生还会进行其他的检查，如肝肾功能、心肌酶、血常规、凝血功能等。

胃镜检查前的准备工作

①胃镜检查常常涉及活检，为了明确病灶性质。因为活检会导致出血，所以如果长期口服阿司匹林、氯吡格雷等药物，由于这些药物具有抗血小板聚集作用，可能会加重出血，甚至造成出血不止，所以就需要提前停用。有些患者口服像华法令这样的抗凝药，会导致凝血功能异常，也可能引起出血不止，所以胃镜检查前也要提前停用，一般来说，抗血小板药物和抗凝药物至少停用 5 天的时间，才能进行胃镜下活检。

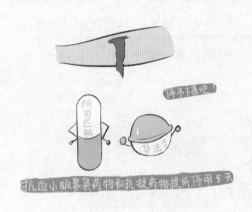

②有些药物需要提前停止，有些药物则不需要停。降压药物应该及时服用，一般来说，在胃镜检查前 2 ～ 3 小时服用，避免胃镜检查的不适导致血压急剧升高。由于胃镜检查需要空腹，而且需要一定的时间，所以如果提前服用降糖药物或皮下注射胰岛素，可能会导致低血糖的发生，

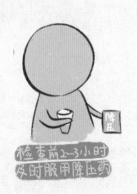

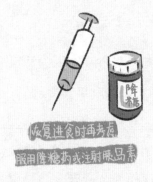

恢复进食时再考虑
服用降糖药或注射胰岛素

建议 2 型糖尿病患者在胃镜检查结束能恢复进食的时候再考虑服用降糖药物或皮下注射胰岛素。

③胃镜检查和肠镜不同，肠镜检查需要口服泻药进行肠道准备，胃镜检查则不必，一般检查前禁食禁水6～8 小时就可以了，之所以要禁食禁水，是为了避免食物和水影响医生对胃的检查，大量的水和食物还可能导致检查过程中出现反流误吸。

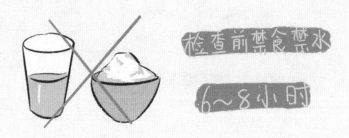

检查前禁食禁水

6～8小时

12 这些习惯会导致胃下垂吗

"医生，我最近一段时间总是感到腹胀，我怀疑自己得了胃下垂。"36岁的俞先生挂了消化内科门诊的号，唉声叹气。

我问俞先生是不是在别的医院看过，或是做了什么检查才怀疑是胃下垂？俞先生不停地摇头，他说这是第一次看消化内科，之所以怀疑自己得了胃下垂，竟是因为自己平时喜欢站着吃饭。因为听很多人说，经常站着吃饭，很容易得胃下垂。

胃很容易下垂吗

胃下垂，顾名思义，就是胃的位置出现了下降。

为什么会出现胃下垂，难道胃是一个无依无靠的游离器官吗？当然不是！在胃的周围，有很多固定它的组织，比如，胃小弯会有小网膜固定，胃大弯则有大网膜，在胃的周围还有肝胃韧带、脾胃韧带等，你可以把韧带想象成橡皮筋，它们聚集在胃的四面八方，能屈能伸，最后，能固定胃的还有腹肌的强大的收缩力量。

正常情况下，每个人胃的位置可能会发生变化，但这些变化很小，我们根本感觉不到，但是在某些特殊的情况下，比如，固定胃的韧带过于松弛，固定胃的大网膜和小网膜变薄，腹肌的收缩力量减弱等情况出现后，胃就像一个断线的风筝，开始不断下沉。

站着吃饭和饭后立刻运动，虽然不会诱发胃下垂，但其实都不是好习惯。站着吃饭，导致血液不能更好地集中在消化系统，从而影响胃的排空。饭后立刻运动，造成血液加速流向骨骼肌群，胃的血液供应就会减少，那么胃里的食物也无法很好地被研磨和消化。

胃下垂之后，会引起哪些症状

腹胀和腹部不适是比较常见的症状。很多胃下垂的患者，感觉站得久一点儿，腹胀和腹部不适就会很明显，甚至会有腹部沉重感，感觉有东西牵拉着或是压着肚子一样。

但是，其他的胃肠疾病也可能会引起这些症状，所以这些并不是胃下垂的典型症状，我们在诊断胃下垂的时候，只能把它们列为辅助参考依据。

如何预防胃下垂

由于胃下垂多见于瘦长体形的人，所以对于这类人，更应该注意预防胃下垂。预防胃下垂，关键不是用什么方法来托住胃，而是应该做好以下 3 点。

①适当让自己的 BMI 指数达标一点，这样才能增加腹肌的力量。正常的 BMI 指数是 18.5 ～ 23.9 千克 / 平方米，如果低于 18.5 千克 / 平方米就是体重过轻。

那么问题来了，瘦长体形的人，如何让自己的 BMI 指数高一点呢？那就是注意补充蛋白质、脂肪、碳水化合物、维生素和微量元素，注意营养的均衡，一定不要偏食。

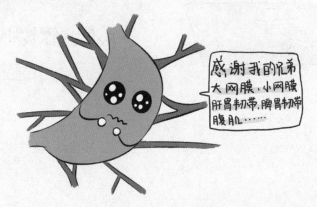

②坚持运动，让自己的腹肌更有力量，仰卧起坐、俯卧撑都是不错的选择，有些人并不喜欢进行这些相对剧烈的健身运

动，那么打太极、游泳、骑自行车、散步也都可以。

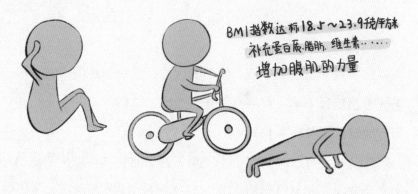

BMI指数达标18.5～23.9千克/平方米
补充蛋白质、脂肪、维生素……
增加腹肌的力量

③养成良好的饮食习惯，对于没有胃下垂的瘦长体形人群，保持一日三餐规律即可。对于已经确诊胃下垂的人群，则最好采取少食多餐的方式。

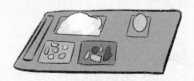

养成良好饮食习惯

13 恶心呕吐，一定是胃的问题吗

28 岁的欢欢因为恶心呕吐来到消化内科门诊，她告诉我："医生，我吃什么吐什么，难受死了，能不能给我开点胃药？"我望着眼前年轻的欢欢，对她说："现在什么原因都还不清楚，不能乱吃药。"

通过进一步检查，呕吐的原因很快明确，导致欢欢呕吐的不是胃病，而是妊娠。

欢欢惊讶又欣喜，事实上她停经已经有一段时间了，却自认为是月经紊乱，始终没有引起重视。

在消化内科门诊经常碰到恶心呕吐的患者，在出现恶心呕吐的时候，很多人的第一反应，一定是胃出了问题，于是去药店购买各种胃药，吃下去之后症状不仅没有缓解，反而越来越严重。作为医生，我想告

诉大家的是，不要忽视恶心呕吐，有时候，它真的不是胃病。

哪些疾病会引起恶心呕吐

出现恶心呕吐，一定是胃的问题吗？当然不是！

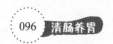

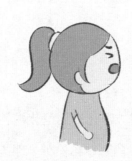

①恶心呕吐可以是早期妊娠所致，很多人称它为早孕反应。多数孕妇是在妊娠第6周的时候出现，8 ～ 10周达到高峰，第12周的时候会逐渐好转。

②别忽视头部的问题。这是因为头部存在呕吐中枢，很多头部疾病会引起颅内压升高，刺激呕吐中枢，从而引起呕吐反应。像颅内肿瘤、脑血管疾病、化脓性脑膜炎、脑积水等都可能会引起恶心呕吐。

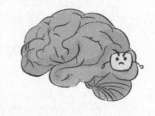

头部疾病刺激呕吐中枢

③精神心理疾病。很多恶心呕吐的患者，到医院做了各式各样的检查，但始终都没发现器质性病变，如果还伴有明显的

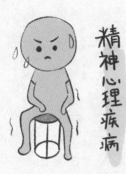

紧张、焦虑和抑郁，那么有可能是精神心理疾病所致。

④耳前庭疾病。耳前庭位于每个人的内耳中，它能够感受头部位置的变动，也能够维持身体的平衡，一旦这里出现异常，就可能会引起恶心呕吐。比如，

在坐车、坐船、坐飞机的时候，由于颠簸和摇摆，很容易让我们的身体失衡，耳前庭受到刺激，就会诱发恶心呕吐；比如，急慢性中耳炎或梅尼埃病（一种特发性内耳疾病），也会刺激耳前庭，

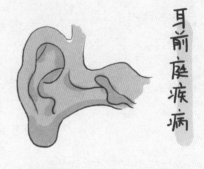

诱发恶心呕吐。耳前庭疾病除了引起恶心呕吐之外，还常常伴有明显的眩晕、头痛、耳鸣和听力下降。

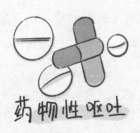

⑤药物性呕吐。很多药物也会引起恶心呕吐，如化疗药物、麻醉药物和非甾体抗炎药。所以癌症患者接受全身化疗的时候常常会出现剧烈的呕吐，有些接受

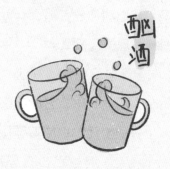

手术或无痛胃肠镜检查的患者，在麻醉苏醒后恶心呕吐，其实是麻醉药在身体里还没有完全代谢的缘故。

⑥酗酒。一次性大量饮酒后，很容易损伤胃黏膜，导致急性胃黏膜病变，从而引起呕吐。

⑦消化道疾病。最易引起恶心呕吐的消化道疾病是幽门梗阻和肠梗阻。

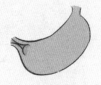

消化道疾病

如何治疗恶心呕吐

由于引起恶心呕吐的原因非常多，所以出现恶心呕吐时，一定要首先寻找到引起呕吐的病因，才能更好地治疗，如果把所有的恶心呕吐都认为是胃病，都按照胃病来治疗，不仅症状不会好转，反而会耽误病情，引起更严重的情况。

①对于出现恶心呕吐的年轻女性，一定要首先排除早孕反应。因为很多药物，对胎儿是有影响的。

②如果怀疑是头部疾病所致，一定要及时进行头部 CT 或核磁共振检查。值得注意的是，由于头部疾病不一定会引起明显的头昏头痛，可能仅仅表现为呕吐。

③对于精神心理疾病所致的呕吐，心理治疗是关键。

④对于药物性呕吐，在停药后症状往往能很快好转，常常不需要特殊治疗。

⑤如果存在晕车、晕船或晕机的情况，那么，需要提前准备一些防止呕吐的药物。有些药物可以在旅行前 1～2 小时口服，如苯海拉明片，它的主要作用是镇静止呕；有些药物则可以贴在耳后，在旅行前 6～8 小时贴上去，它的主要成分是东莨菪碱；有些则是中药成分，如洋金花、生姜、苏合香、麝香、薄荷，能够醒脑提神。

⑥对于幽门梗阻和肠梗阻引起的呕吐，如果药物治疗无效，就可能需要手术治疗。

出现这些情况会很危险

对于老年人和儿童，频繁的恶心呕吐会比较危险，因为胃内容物里常常含有胃酸和胆汁，它们会加重对咽喉的刺激，引起声门痉挛，大量的胃内容物还可能被误吸进气管，引起窒息的发生。

一直不缓解的恶心呕吐，不仅会影响进食，还会导致脱水和电解质紊乱，很多长期呕吐的患者，会出现严重的营养不良，导致免疫力下降。

鉴于呕吐可能带来以上危险，在出现不明原因的恶心呕吐时，一定要及时到医院就诊。

14 饭后做这些事会伤胃吗，你可能一直在走极端

"最近一段时间总是感到反胃、反酸、嗳气，吃完饭躺着的时候更加明显。"47岁的雷先生来到消化内科门诊求助。通过检查，确诊为胃食管反流病，简单来说，就是胃内容物异常反流到食管引起的食管损伤。说到这儿，很多人有这样的疑问，为什么吃进胃里的食物，反流到食管里，就会损伤食管呢？

我们在进食的时候，食物与唾液混合，穿过咽喉进入食管，一旦食物进入胃，就会与胃酸混合在一起，反流到食管里的食物，由于其中含有胃酸，就很容易腐蚀食管黏膜了。

这病归根结底还是不健康的生活习惯所致，原来，雷先生每天吃完饭总喜欢泡上一杯浓茶，然后躺在沙发上，一边喝茶一边看电视，他并不知道，这些其实

都是诱发胃食管反流病的重要因素。

饭后喝茶可以这样做

饭后长期饮浓茶，很容易降低食管下括约肌的压力，导致"开关系统"失灵，进入胃内的食物更容易发生反流；浓茶还会刺激胃酸的分泌，对食管黏膜的伤害也会更大；饭后立刻喝浓茶，浓茶中丰富的鞣酸还会与食物中的蛋白质结合，形成难以消化的鞣酸聚合物。

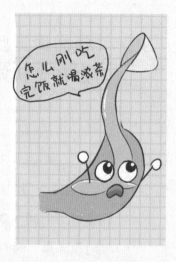

由此可见，饭后立刻喝浓茶，其实并不利于养胃。如果只是有餐后喝茶的习惯，并没有出现任何不适，那么可以将喝茶的时间推迟，淡茶即可，每次喝茶的时候，还要注意不宜过量。

饭后该如何保持最佳体位

饭后究竟该坐着、躺着还是站着？

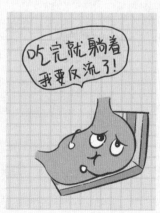

如果刚吃完饭，最好不要立刻躺着，这样容易导致食物的反流，

如果不得不躺着，建议采取半卧位，这样做能利用重力加强食管对胃酸的清除。相对于躺着，饭后可以坐着，也可以站着，稍微走动一下也无妨，饭后不推荐立刻进行剧烈运动。

饭后立刻洗澡，不可取

很多人喜欢在饭后做一些事情，如饭后立刻剧烈运动、饭后立刻洗澡。明明完全可以推迟一下的事情，为什么偏偏要在饭后立即做？

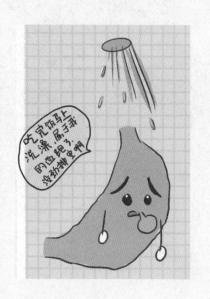

饭后立刻洗澡，热水很容易导致体表血管充盈，大量的血液离开胃肠冲向体表，没有了血液，胃肠就好比一辆没有汽油的车，能发动起来吗？

饭后立刻喝酸奶吃水果，你的胃能承受吗

很多孩子刚吃完饭，爸爸妈妈总是会立刻递过来一瓶酸奶或一个大苹果，然后说，有利于消化。

于是我们从小就耳濡目染，以致长大了还是保持着这样的习惯，但问题是，这样做真的科学吗？

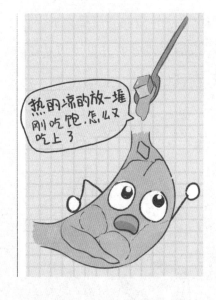

食物的消化与吸收，不仅需要胃肠的蠕动，还需要各种消化酶的参与，酸奶中含有消化酶吗？当然没有！而且冰箱里拿出来的酸奶因为过冷，反而会引起胃肠运动异常！

至于饭后吃水果，很多人认为水果中富含纤维素，能促进胃肠的蠕动。但问题是，你已经吃得很饱了，前面的食物还没有来得及排空，你的胃难以承受。

第三章

慢病慢治：

吃的真相

1 暴饮暴食很伤胃，究竟怎样做才能克服

有些美食主播，为了吸引眼球而采用暴饮暴食的方式，有人说真能吃这么多吗，真有大胃王吗？

谁都知道暴饮暴食对身体不好，可没办法，就是改不了，32 岁的小军暴饮暴食后胃痛难忍，满头大汗，不得不来到医院。通过检查，小军被确诊为急性胃扩张，需要立刻手术治疗。

胃的容量究竟有多大

其实每个人胃的容量都是有限的，很多时候我们明明吃得很多，却并不感到胃胀，其中最主要的原因就是胃可以自行调节。空腹的时候，成人胃的容量是 50 毫升，也就相当于一个一次性杯子那么大的容量；

一旦容纳食物，整个胃就会舒张，这个时候胃的容量可以达到1000毫升。由于胃自我的调节功能，虽然容量增加了，却保证了胃内压的正常，所以如果不是暴饮暴食，大多数时候胃是安全的。

可是暴饮暴食的人，往往会在短时间内吞进去很多食物或者喝下很多饮料，胃的容量迅速达到1000毫升，随着进食量的增多，也会大大超过了胃容量的安全范围，这个时候，胃被撑得很大，胃内的压力也开始发生变化。

当胃处于极度膨胀扩张的状态时，胃壁会变薄，胃黏膜也会变平，胃表面的血管则会扩张，随着时间的推移，胃黏膜出现水肿糜烂、坏死甚至穿孔。

急性胃扩张有哪些表现

对于暴饮暴食的人群，突然出现上腹胀痛和呕吐的时候，一定要警惕急性胃扩张。

刚开始的时候腹痛可能只是一阵阵地发作，但如果依然暴饮暴食，很快就会发展到持续性腹痛，而且疼痛也会越来越剧烈。

急性胃扩张以后，由于积在胃内的食物根本无法排出去，食物还会逆流到食管里，最终呕吐出食物，严重者可混有棕褐色甚至咖啡色的液体。

出现急性胃扩张后，如果不重视，一拖再拖，还会引起肠麻痹，这个时候肛门会停止排便排气，患者的腹胀并不会因呕吐而缓解，甚至会越来越严重。由于急性胃扩张发展迅速，甚至有一定的病死率，很多时候只能采用外科开腹的方式来帮助清理胃里的食物。

如何克服暴饮暴食

谁都知道暴饮暴食是一个坏习惯，很多人从一次两次暴饮暴食开始，慢慢地发展到长期暴饮暴食。更糟糕的是，很多人发现，养成这个坏习惯后，想改变却很难。

①要想克服暴饮暴食，首先要保证一日三餐的规律，还要做到早上要吃好，中午要吃饱，晚上则要吃少。

②要想克服暴饮暴食，不仅食材的量要控制，盛饭菜的碗碟也要小一点。

③要想克服暴饮暴食，一定不要狼吞虎咽，而是要细嚼慢咽，这样不仅更有利于消化，还能减轻胃的负担。

④要想克服暴饮暴食，就不要总是出去聚餐。

⑤很多人暴饮暴食，是以此来发泄自己的情绪，改变发泄的方式，必要的时候做一下心理咨询，或许会有意外的收获。

⑥少吃高脂肪食物，多吃蔬菜和水果，因为蔬菜和水果里富含膳食纤维，能增加饱腹感。

急性胃扩张有哪些表现

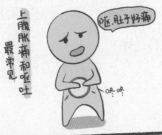

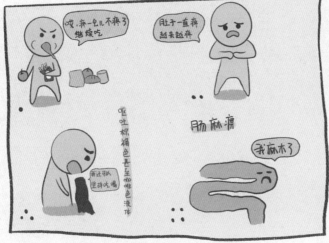

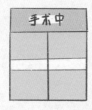

⑦转移注意力，不妨运动一下。

⑧如果你的自制力很差，不妨让家人和朋友监督你的改变，当每一次面对美食的时候，不要急着去吃，给自己留 10 分钟思考的时间，想想自己的目标。

2 不吃早餐会不会伤胃

"总是饿得胃痛，而且还有上腹饱胀、恶心呕吐的现象，最近疼痛的频率越来越高，疼痛持续的时间也越来越久，怀疑是胃出了问题，所以才决定来医院看病。"28 岁的小柯用手捂着肚子，他眉头紧皱，脸上露出痛苦的表情。

通过胃镜检查，很快明确了病因，小柯所罹患的其实是十二指肠球部溃疡。

我告诉小柯，十二指肠球部溃疡，最易找上像他这样的青壮年，而且好发于男性。数据显示，我国男性十二指肠溃疡病的发生率是女性的 4～6 倍，这可能与男性拥有更多不健康的生活习惯有关。

听我这么说，一旁的妈妈又开始数落起小柯了："工作压力那么大，平时又经常不吃早餐，和他说过很多次了，再忙也不能饿着胃，可就是不听。"

《中国居民早餐饮食情况调查报告》显示，在我国，35%的调查对象不能做到天天吃早餐。快节奏的生活让越来越多的年轻人养成了不吃早餐的习惯，随着时间的推移，由偶尔不吃发展为长期不吃。

不吃早餐会伤胃

早上刚起床的时候胃分泌的胃酸并不多，但随着时间的推移，到了要吃早餐的时候，由于饥饿和受到食物的诱导，中枢神经系统会指挥胃分泌更多的胃酸。这个时候，如果能及时吃早餐，食物会中和一部分胃酸，也能促进胃的蠕动，从而降低

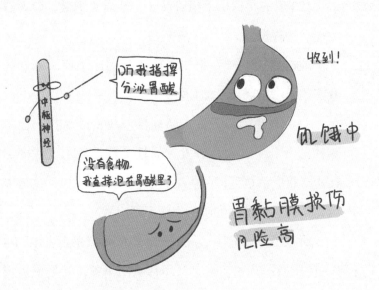

胃酸腐蚀胃黏膜的风险。但是总是饿着肚子，让胃黏膜屏障直接暴露在胃酸里，出现胃黏膜损伤的风险就很高了。

长期做伤胃的事情，胃黏膜屏障被破坏，胃酸分泌增多，不仅会伤害胃，也会伤害十二指肠。

所以，长期不吃早餐，不仅胃受不了，十二指肠也不会安好。

不吃早餐会伤害胆囊

人体的消化系统是一个整体，胃排空之后，食物进入十二指肠，也会刺激胆汁的分泌。胆汁是由肝脏分泌的，在没有进食的时候，胆汁一直被储存在胆囊里，在进食的时候，胆汁进入十二指肠，帮助消化食物。可想而知，如果早上不吃早餐，

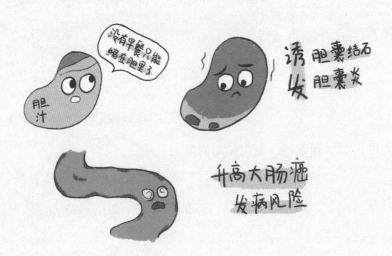

胆汁一直浓缩在胆囊里，这种状态持续越久，发生胆汁淤积和沉淀的可能性越大，最后很容易就会诱发胆囊结石和胆囊炎。

胆囊对我们来说非常重要，很多人罹患胆囊结石和胆囊炎后，反复发生胆绞痛，不得不将胆囊切除。胆囊切除后也会导致大肠癌发病风险增加。

所以，长期不吃早餐，不仅伤了胆囊，从长远来看，还会影响肠道的健康。

不吃早餐更易胖

不吃早餐，中餐和晚餐又暴饮暴食，自认为少吃了一顿，其实在热量的摄入方面，并没有减少，反而还更多。

长期不吃早餐不仅更易肥胖，无形中也增加了2型糖尿病和心血管疾病的发生风险。所以，工作再忙也一定要记得吃早餐。

选择怎样的早餐，才能对胃更好

早餐是一天中至关重要的一餐，坚持吃早餐，不仅能为我们提供能量和营养，也能预防胃病的发生。

①早餐的种类要适当多一点，营养要丰富一点，谷类食物、豆浆、水果、鸡蛋、奶制品、蔬菜等都是不错的选择，建议早餐可以选择3～4种食物搭配在一起。

②早餐不要吃太多油炸食物，很多人早餐喜欢吃油炸食物，如油条、油饼、炸鸡、薯条等，这些油炸食物，不仅含有很高的脂肪，而且经过油炸以后，食物中的营养成分都已经被破坏，进入胃内后，这些油炸食物还会损伤胃，更糟糕的是，吃太多油炸食物，还会导致你上午的注意力不集中，影响工作效率。

③早餐尽量不要选择零食，如巧克力、糖果等，这些零食其实都会损伤胃黏膜，长期进食，很容易引起胃病的发生。另外，一包包的零食看起来不多，却含有很高的热量，长期吃很容易诱发肥胖。

3 趁热吃，对胃究竟是好还是坏

小时候，每次吃饭时，妈妈都说："快，趁热吃！因为趁热吃能够暖胃。"长大了，为人父母，依然记得妈妈的话，特别是组建了自己的家庭，有了自己的孩子，也会告诉他们，趁热吃！

可是很多时候，热腾腾的饭菜把我们烫得连嘴巴都闭不上的时候，你有没有过这样的怀疑，趁热吃，难道对胃真的好吗？

不久前，我在门诊接诊了一名25岁的年轻患者，近3个月的时间里，他总是感到上腹痛，同时伴有反酸、烧心、嗳气，通过胃镜检查，明确是胃溃疡，还合并有反流性食管炎。

说到胃溃疡，很多人的第一反应就是，一定是感染了幽门螺杆菌。事实上，这名年轻人并没有感染幽门螺杆菌，导致胃病的原因，主要还是长期不健康的饮食习惯。暴饮暴食、饮食不规律、喜欢喝浓茶和烈酒、喜欢高盐饮食和辛辣刺激性饮食，这些都会使胃病的发生率更高。

"可是医生，你说的这些我都没有啊！"显然，年轻小伙儿不能理解自己为什么会得胃病。

真正的问题，其实就出现在他长期爱吃烫的食物上。刚开始的时候，被烫了很多次，可是慢慢地，长期这么吃，习惯了，反倒觉得热乎乎的饭菜吞下去特别舒服。

很多人对消化道存在这样的误解，觉得消化道应该是铜墙铁壁。事实上，人体的消化道甚至比皮肤更加脆弱。如果长期进食过烫的食物，不仅容易直接损伤胃黏膜，而且过烫的食物还会导致胃黏膜充血水肿，时间长了，更易导致胃炎和胃溃疡的发生。

最适合的进食温度是多少

对于人体来说，口腔的正常温度是 36.3 ～ 37.2℃，但是我们的口腔耐热，即便我们进食的饭菜温度超过 50℃，我们依然可以含在口腔里，这个时候虽然我们感到有些热，但还是肆无忌惮地咀嚼、吞咽。

但是相对于口腔，我们的胃，还有食管，耐热性可就没这么好了。如果饭菜或者水在嘴里时都已经感到明显发烫，那么这样吞下去，食管和胃肯定受不了。

大量的研究发现，最适合进食的温度是 30～40℃，除此之外，温度过低或者过高都不是特别好，如果你进食的时候感到有点烫，那么温度很可能在 50℃左右，如果感到很烫，此时的温度可能已经达到 70℃。相对于皮肤的耐热性，我们的消化道也好不到哪里去，想想看，让你的皮肤暴露在 50℃以上的高温里，你受得了吗？

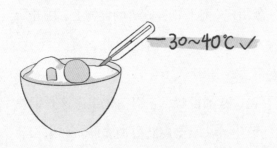

过烫的食物，不仅伤胃，还伤害食管

过烫的食物，不仅伤胃，其实对食管的损害也很大。大量的研究发现，长期进食过烫的食物，很容易造成食管黏膜的热损伤。随着时间的推移，这种慢性刺激很容易导致食管出现局限性或弥漫性上皮增生，这是食管癌的癌前病变，进展为食管癌的风险很高。相对于胃，食管其实更加脆弱。

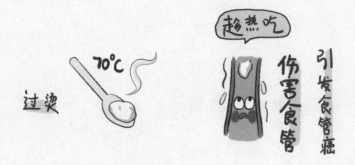

过烫的食物，其实更难消化

我们在进食过烫食物的时候，出于本能反应，会迅速地将其吞下去。所以喜欢吃过烫食物的人群，在吃饭的时候，常常喜欢狼吞虎咽，食物很少咀嚼，就直接吞咽下去。

很多喜欢吃过烫食物的人，除了感到烫之外，往往体会不到食物的美味，长期这样吃，也更难消化，由此可见，喜欢过烫的食物，真的不是一个好习惯。

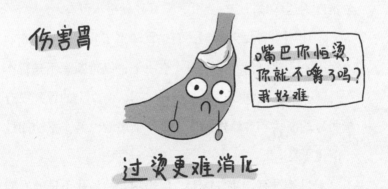

4 怎样喝粥最养胃

　　听人说喝粥能养胃，于是每天早上只喝一碗很稀的白米粥，以为这样坚持下去自己的胃会很健康，结果只坚持了 2 年，问题就出来了。53 岁的何女士找到我，说自己最近 1 年总是感到上腹饱胀，稍微吃点东西就更严重了，自认为还是胃不好，于是喝粥更频繁了，以前是早上喝粥，现在每天晚上也喝粥，只有中午才吃正餐，本以为这样做胃会好点儿，结果发现根本没有。

　　明明坚持每天喝粥，但是胃却出了问题，为了查明病因，我建议何女士全面检查一下，以判断是不是胃本身就有器质性病变。可检查却显示，何女士的胃并没有明显的溃疡和肿瘤性病变，她所罹患的，其实是功能性消化不良。

　　虽然没有器质性病变，但是功能性消化不良的发病原因却非常复杂。何女士之所以罹患功能性消化不良，主要与胃的动力障碍有关。那么问题来了，粥其实是容易消化的食物，可是坚持每天喝粥，还是出现了胃的动力障碍，这是怎么回事？

长期喝粥能养胃吗

胃不好就要长期喝粥，长期喝粥能养胃，其实这根本就是一个谣言。不是说不能喝粥，而是应该适量喝粥，一周时间里，喝2～3次粥，是完全没有问题的。但是天天喝粥，顿顿喝粥这样极端的吃法，不仅不能养胃，反而对胃有很大的伤害。

很多人熬粥的时间特别长，进入胃的粥，因为太容易消化了，胃根本不需要对其进行太多的加工，随着时间的推移，胃逐渐适应了这样的食物，就会变得有些懒，再进食固体食物后，自然容易出现胃的动力障碍，食物在胃里无法及时排空，就会出现上腹饱胀的感觉。

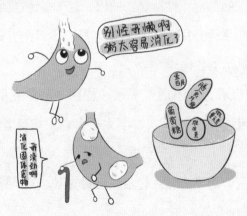

喝粥也要注意补充营养

喝粥应适可而止。与此同时，在喝粥的时候，还应该注意补充营养，比如，在熬粥的时候适当加入蔬菜、瘦肉、鸡蛋、胡萝卜丁、豆制品、牛奶和燕麦等，其实都是不错的选择。

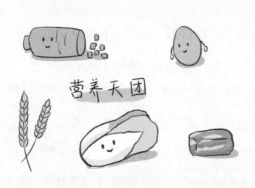

但是熬粥的时候，不要熬得太久，因为这样容易破坏粥里面的营养成分，特别是蛋白质。

并不是所有的人都适合喝粥

胃酸过多的人，并不适合喝粥。胃酸过多会诱发很多胃病，如胃食管反流病和消化性溃疡，所以，对于罹患这两种胃病的人群，最好要少喝粥，因为长期喝粥容易刺激胃产生更多的胃酸，反而不利于病情的控制。

糖尿病患者，并不适合喝粥，特别是那些煮得很浓的粥，或是食材很丰富的粥，其实都不太适合糖尿病患者或肥胖人群食用。

对于燕麦、黑米、绿豆等杂粮熬制的粥，由于消化的速度很慢，而且糖的含量比较低，这些糖尿病患者可以适当食用，但是也不能过量，因为容易引起消化不良。

恰当的时候喝粥，对健康更有好处

①在医院进行胃肠手术的患者，由于术后胃肠功能还没有恢复，这个时候喝粥是一个很好的过渡，虽然长期过量喝粥会引起胃的动力障碍，但是短期适量喝粥，则有利于消化和吸收，从而减轻胃肠道的负担，等到身体恢复了，还是应该恢复正常饮食，毕竟粥所能提供的营养实在太有限了。

②有些老人，本身罹患慢性萎缩性胃炎，这类患者胃酸往往比较少，在治疗期间，也可以把粥当作过渡。因为粥进入胃内不需要特殊加工，更适合胃酸偏少的老年人，治疗之后，同样要及时恢复正常饮食，对于喜欢喝粥的老人，每周保持 3 次的喝粥频率就足够了。

很多人有这样错误的理解，觉得只要一生病，就一定要喝粥，其实这是不对的。对于某些胃肠疾病，或进行胃肠手术的患者，喝粥是一个必要的过渡。但如果只是感冒、发热等，则建议不要只是喝粥，因为在感冒发热的时候，其实人体需要更多的水、蛋白质、维生素和微量元素，仅仅喝粥，提供不了那么多营养，自然也就难以提高免疫力。

5 盐吃太多会诱发胃癌吗

世界卫生组织建议成年人每天食盐摄取量应低于 5 克。而我国人均食盐的摄入量，却远远超过了世界卫生组织建议的量。

摄入这么多的盐，不仅增加了我国心脑血管疾病的发病率，还增加了胃癌的发生率。

为什么高盐饮食会与胃癌挂钩

如果摄入过多的盐，很容易导致胃黏膜细胞与外界存在较高的渗透压，恰恰是因为这种渗透压的存在，很容易破坏胃黏膜的防御屏障，随着时间的推移，就可能导致胃黏膜受损，发生炎症和溃疡的风险也大大升高。而慢性萎缩性胃炎、胃溃疡等都是胃癌的癌前病变，在高盐的刺激下，这些疾病反复发作，迁延不愈，自然导致胃癌的发生风险大大提高了。

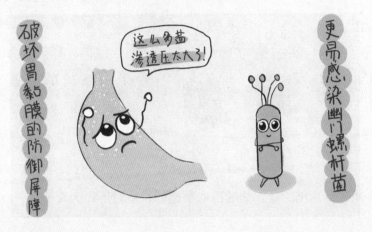

也有研究发现，长期高盐饮食，还会导致胃黏膜更易感染幽门螺杆菌，这可能是因为长期高盐饮食破坏了胃黏膜的防御屏障。

哪些食物含盐量高

很多人喜欢面食，如方便面、花卷、各种带有咸味的饼，这些主食在制作的过程中，其实都加入了不少的盐和其他调味剂。

腌制和熏制的食物，在制作的时候，本身就需要大量的盐。

还有我们经常吃的咸味零食，像薯片、牛肉干，这些食物在制作、加工、包装的过程中，也会加入很多盐。

家里很多调味品，如酱油、味精等，同样含有很多钠，这

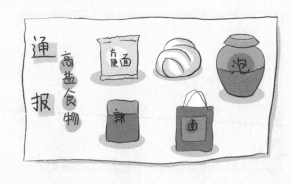

些钠摄入身体里就和盐摄入身体里一样，都会导致钠的迅速升高。这样算下来，每天炒菜放的盐，再加上各种外购食物里的盐，盐的摄入量超标，也就不足为奇了。

究竟该怎样控制盐的摄入量

为了更好地控制盐的摄入，减少对心脏的影响，美国心脏学会建议，对于有高血压的人群，食盐的摄入量最好是在每日

3.75 克以内，甚至比世界卫生组织的建议还要低。

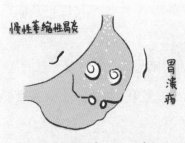

对于明显由高盐制作的食物，如腌制和熏制的食物，我们要尽量不吃。

酱油和味精里也含有很多钠，在选择调味剂的时候，我们可以选择低钠盐和低钠酱油，炒菜的时候尽量少放

味精，选择性地多使用醋、姜、葱等调味品来增加食物的鲜味，减少盐对味蕾的刺激，这样做，可以无形之中让盐的摄入量减少。

还有一种控制食盐摄入量的重要方式就是多吃蔬菜和水果，因为它们富含膳食纤维，这种营养素会增加你的饱腹感，让你不会觉得那么饿，从而降低对含盐食物的需求量。另外，蔬菜和水果里富含钾离子，钾能拮抗钠升血压的作用，从而更好地稳定血压。

6 不吃饭能饿死胃癌细胞吗

　　55 岁的老姜被家人搀扶着走进了我的诊室，他是一名胃癌术后的患者，体重和术前相比，下降了足足10 千克。如今的老姜骨瘦如柴，连走路的力气都没有了，我看到他精神萎靡，眼眶凹陷，皮肤干燥且没有弹性，当时心里咯噔一下儿，才做完手术半年，现在的状态竟然比手术前更差，难不成短短半年的时间，胃癌就复发了。

　　其实并不是胃癌复发，真相就在于老姜所采用的极端治疗方式——饥饿疗法。

　　妻子说，自从手术以后的一个月，他就开始采用这种饥饿疗法，一天三顿不吃饭只喝粥，而且从来不吃肉，只吃素，而且吃的量都很少。

癌细胞强大的生命力

很多人认为只要严格控制饮食，不给癌细胞提供那么多营养，它自然就饿死了。事实上，为了让自己无限增殖，癌细胞会和正常的细胞争夺营养，胜利的永远都是癌细胞。

即便你不吃不喝，癌细胞也会另辟蹊径，此时它依然会消耗体内储存的各种营养，最终导致你的血糖降低、蛋白质减少，脂肪也开始一点点消失，人也更瘦弱了。

伴随着体质的下降，免疫力也会进一步下降，没有了免疫系统的监视，癌细胞会增殖得更快。

所以，如果没有进行营养支持，其实对癌细胞并没有太大的影响，而对正常细胞却会有极大的伤害。长期缺少营养支持，在癌细胞面前，正常细胞不仅毫无战斗力，甚至还可能倒戈成为癌细胞的帮凶。因此，过于极端的饥饿疗法，反而不利于控制癌症。

胃癌术后，一定不能吃发物

发物是中医上的一种称呼，但是这种发物绝对不是促进癌症复发的食物。

比如，很多人已经明确对某种食物过敏，一进食就会出现严重的过敏反应，对于这个患者来说，诱发过敏反应的食物就是发

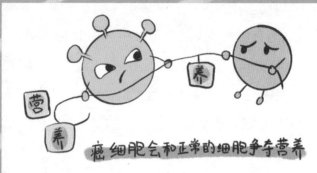

癌细胞会和正常的细胞争夺营养

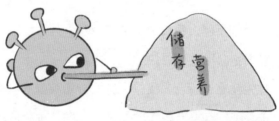

即使不吃不喝癌细胞依然会消耗体内储存的营养

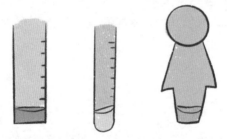

导致血糖降低、蛋白质减少，脂肪也开始消失

物，在以后的时间里应该避而远之。

发物其实更倾向于坏的饮食习惯，而不是杜绝所有正常的饮食。对于胃癌术后的人群来说，真正杜绝的食物，其实应该是腌制、熏制、高盐、辛辣刺激性的食物，而不是像新鲜鱼肉、牛肉、鸡蛋这些富含优质蛋白质的健康食物。

胃癌术后，究竟应该怎么吃？

对于胃癌术后的患者，需要及时改正不健康的饮食习惯，但并不意味着所有的食物都不能再吃，更不能采用更极端的饥饿疗法。只有保持健康的饮食习惯，保证营养的均衡和食物的多样性，同时养成定期体检的好习惯，才是预防胃癌复发的真正秘诀。

①胃癌术后，由于胃已经被切了一部分，胃对食物的研磨功能会有所下降，所以这个时候细嚼慢咽很重要，可以减轻胃的负担。

②胃癌术后，一定不要喝酒，酒会损伤胃黏膜，而且容易导致胃食管反流。

③胃癌术后，胃排空会更快，大量的食物快速进入肠道，容易导致面色苍白、出冷汗、低血糖甚至是腹痛腹泻，医学上称为倾倒综合征，这是胃癌术后常见的并发症。可以通过饮食来调整，那就是少吃多餐，一天可以吃6～8顿，避免进食太多过甜

的高糖食物。

④胃癌术后，残胃的容量减小，消化吸收功能也会受到影响，很多患者会出现营养不良、消瘦和贫血，这个时候饮食调整也很重要，建议多吃富含优质蛋白质的食物，不要吃得太油腻，注意补充富含维生素、铁剂和微量元素的食物。

⑤很多人认为胃癌术后，一定只能长期吃流质或半流质食物，这是完全错误的。事实上，胃癌术后，从禁食，到流质饮食，再到半流质饮食，这个过程其实并不长，大部分胃癌术后患者，如果恢复良好，没有出现胃瘫等并发症，完全可以在术后一个月恢复正常饮食。在恢复正常饮食的时候，依然长期吃流质或半流质食物，不仅会导致营养不良，还有可能伤害胃。

7 胃里竟然会有石头，喝可乐能溶石吗

　　胆囊结石、肾结石，这些都是常见病、多发病。可是胃石，你听说过吗？

　　48 岁的葛先生因为上腹痛来到消化内科门诊就诊，通过胃镜检查，发现了导致他上腹痛的罪魁祸首其实是胃石。所谓胃石，其实就是胃里"长出了石头"。

　　只是这种石头和我们平时所说的胆囊结石以及肾结石不同，它是经口摄入的某种食物、药物或异物在胃内环境影响下形成的不可吸收的聚合物。由于这些聚合物牢牢地黏附在一起，看起来就像坚硬的石头，所以医学界将其统称为胃石。

胃石是如何形成的

根据摄入物的不同，胃石一共分为四种类型，即植物性胃石、动物性胃石、药物性胃石和混合性胃石。在这四种类型里，以植物性胃石最为常见。

作为消化内科医生，我曾接诊了很多例胃石患者，而且90%以上是植物性胃石，这些患者往往是在进食柿子、枣类、山楂等食物后出现的。这些食物里含有丰富的纤维素、半纤维素、木质素和鞣酸，这些物质在胃酸的作用下，很容易与食物里的蛋白质结合形成团块状的聚合物，并沉淀在胃内。

在植物性胃石里，柿子又是最易引起胃石的，称为胃柿石，是最常见的一种植物性胃石。

动物性胃石，主要是咽下了较多的毛发和难以消化的肉，它们在胃内相互缠绕形成了胃石。药物性胃石，顾名思义，就是长期服药形成的，特别是长期服用钙剂、铋剂等药物。混合性结石，则是同时含有上述两种或三种成分。

胃石该如何治疗

胃石一旦形成，随着时间的推移，可能诱发胃溃疡，甚至是出血和穿孔。胃石进入小肠还会引起肠梗阻，严重时会发生肠内感染和肠穿孔。

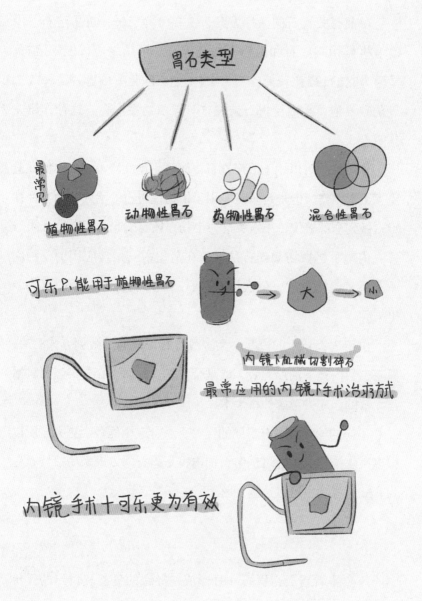

目前有关胃石的治疗方案，主要分为三种：可乐溶石、内镜下机械切割碎石和内镜下激光碎石。可乐之所以能够溶石，是因为它的 pH 比较低，约为 2.6，能够酸化胃内容物及释放二氧化碳气泡，从而使胃石破裂，对于植物性胃石，这种作用尤其明显。

虽然可乐可以用于治疗胃石，而且不良反应小、成本低，避免了手术创伤。但是可乐只能用于植物性胃石的治疗，而且往往难以做到全部溶解，小石头进入小肠，还有引起肠梗阻的可能。

内镜下机械切割碎石是目前在消化内科最常应用的一种内镜下手术治疗方式，分次切割碎石，然后再把这些小的石头取出来。

由于内镜技术的成熟，大多数胃石可以通过微创方式解决，只有少数内镜下治疗无效，或是合并了大出血、穿孔，经内科治疗无效的，才去考虑外科手术。

不同的治疗方案有不同的优势，联合应用优势会更大。所以很多医生推荐，通过可乐溶石加内镜下碎石的方式来治疗胃石更为有效，成功率可以达到 90% 以上。

如何预防胃石

不要小看胃石，胃石一旦形成，导致的危害和付出的代价可就不是那么一点点了，由于大多数胃石是植物性胃石，是与不正确的服用方式有关，所以如何正确食用，其实是预防胃石的关键。

首先，一定要记住，柿子、枣类、山楂等食物最易引起胃石，食用的时候一定不要吃得太多。像葛先生这样，因为喜欢吃柿子，一天就吃了5个，这样吃，是很容易形成胃石的。

其次，在吃这些食物的时候，最好不要空腹，也不要餐后立刻吃，空腹时游离胃酸增多，容易导致胃石形成，餐后立刻吃，不仅会加重胃的负担，也容易促进胃石的形成。

最后，在吃这些食物的时候，请不要饮酒，因为酒精会加速蛋白质的凝固，更易促进胃石形成。进食之后，最好也不要短时间内食用蛋白质含量高的食物，如鱼虾、牛奶等。

8 正确喝水学起来

一般来说，吃饭的时候喝水量最好控制为 50 ～ 100 毫升。

吃饭的时候大量喝水，几乎相当于边吃饭边喝水，水是一种润滑剂，能帮助我们更好地吞咽食物，可是有了水，会让口腔变得更懒，食物在口腔里咀嚼的时间减少了，没有经过充分咀嚼的食物进入胃，很容易加重胃的负担，所以相对于喝水，吃饭的时候细嚼慢咽其实更为重要。

对于青少年和一些营养不良的人群，由于他们对营养的需求更高，吃饭的时候喝太多水，还会引起饱腹感，这样会使其对其他食物的需求量减少。所以对于这些人群，吃饭的时候更要控制水的摄入量，避免主次颠倒。

饭前和饭后，究竟什么时候喝水最好

事实上，在喝水这件事上，没有绝对的最佳时间，最关键的还是适量，饭前适当饮水 100 毫升以内，可以润滑消化道，为接下来的进食做准备，空腹的时候适当饮水，水更易被身体吸收利用。饭后的确不适合大量饮水，但控制在 100 毫升以内的水，问题并不大。

为了让肠胃有缓和的机会，当你决定饭前或饭后喝水时，时间上也可以稍微控制一下，最好选择在饭前半小时或饭后半小时。

这样喝水最危险

冷生水最好不要喝，因为没有烧开的冷生水，里面可能会有致病微生物的存在，为了及时消灭可能残留的微生物，我们需要把水烧开。

滚烫的热水很容易灼伤食管和胃黏膜，长期喝热水，食管和胃反复受到慢性的刺激，出现病变的风险就会升高。家里

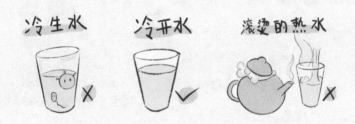

烧开的水，做好的饭菜，应该稍微冷却一下，等到温度降到50℃，喝/吃起来没有烫的感觉才行。

每天喝多少水最好

人体消化食物不仅需要消化道的蠕动，还需要大量消化液的参与，像唾液、胃液、肠液和胆汁都属于消化液，为了更好地消化食物，人体每天分泌的消化液高达6～8升。

在这些消化液里，水是主要的组成成分。可想而知，如果我们每天喝水很少，消化液的分泌也会受到影响，缺少足够的消化液，食物的消化就会出现异常，像最常见的功能性便秘，就与喝水少有关。大肠能够回收粪便中的水分，如果我们喝水很少，身体越缺水，大肠从粪便中回收的水分越多，大便就会变得越干结，便秘现象自然越严重。由此可见，我们不仅要喝水，还要保证量。

《中国居民膳食指南》中推荐，成人每天的饮水量最好在1500～2000毫升。

①早上起来，空腹的时候喝1杯水。这个时候身体通常处于缺水状态，表现为口干舌

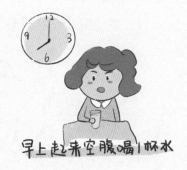

早上起来空腹喝1杯水

燥、尿液色深，可能还会有特殊的臭味。早上及时补充水分，有利于促进代谢废物的排出，还能给肠道补充水分，促进排便。

②一个上午的时间，需要2~3杯水。进食、排便再加上繁忙的工作，活动量的增加让我们对水分的需求更高。很多人长时间待在空调房里，无形中也导致水分流失得更多。

一个上午需要2~3杯水

③一个下午的时间，同样需要2~3杯水。

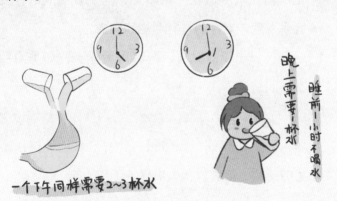

一个下午同样需要2~3杯水

晚上需要一杯水

睡前1小时不喝水

④晚上要喝1杯水。很多人喜欢在晚上出去运动一下，运动的时候出了很多汗，对水的需求更高，但是运动后不宜立刻喝水，最好在运动结束后1小时再喝水。建议睡前1小时不要再喝水，否则可能会导致尿量增多，影响睡眠质量。

9 阿司匹林为何伤胃，饭后吃可以吗

老金 1 年前胃镜检查没有异常，1 年后却因为上消化道出血来看消化内科门诊，为了查明病因，复查胃镜后发现，老金的胃有糜烂和出血。

仅仅 1 年的时间，两次胃镜检查，却是两种完全不同的结果。

原来，1 个月前，老金在心内科住院被确诊为冠心病，医生建议他口服阿司匹林，这是一种抗血小板聚集的药物，能有效预防血栓的形成。

阿司匹林是一把"双刃剑"

阿司匹林通过抑制血小板的聚集，从而达到预防和治疗血栓的目的，是治疗心脑血管疾病的常用药。

但是，阿司匹林用于镇痛的同时，也会使消化道黏膜失去保护，所以更易出现糜烂和出血。

像老金这样的患者，恰恰是服用了阿司匹林以后，导致的急性胃黏膜病变。

可以选择肠溶片

阿司匹林肠溶片不在胃内溶解，而是进入小肠再溶解吸收，虽然避免了与胃黏膜的直接接触，降低了局部损伤发生的风险，但是依然可以导致胃黏膜的损伤，这也恰恰为药物是一把"双刃剑"的最好说明。

也有人会说，选择在餐后口服阿司匹林，对胃的刺激会不会更小一点儿呢？

答案恰恰相反，饭后口服阿司匹林，药物抵达小肠的速度会明显减慢。进入胃内的阿司匹林，与大量的食物混在一起，反而降低了移动速度，与胃黏膜接触的时间更久，在胃内溶解的可能性更大，所以饭后吃阿司匹林反而更易伤胃。

阿司匹林肠溶片外面有一层包膜，避免了药物直接在胃内溶解，所以即使空腹也不用担心。空腹的时候，进入胃内的阿司匹林反而排空得更快。

如何预防阿司匹林引起的胃黏膜损伤

①无论有无胃病，服用阿司匹林都有可能导致严重的急性胃黏膜病变，不同的人发生的风险不同，但是服用的时间越长，越容易发生。

有无胃病，阿司匹林都有可能导致急性胃黏膜病变

②心血管科或神经内科医生评估后认为必须要长期服用阿司匹林的患者，可以预防性使用 H_2 受体拮抗剂，通过抑制胃酸来降低胃黏膜病变发生的风险。对于已经发生过急性胃黏膜病变，但仍然需要长期服用阿司匹林的患者，则可以预防性口服质子泵抑制剂 —— 一种更为强效的抑制胃酸药物，来降低再次胃出血的风险。

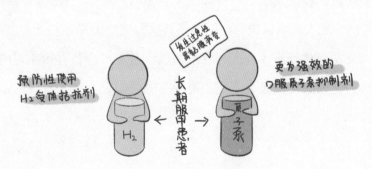

③心血管科或神经内科医生评估后认为必须要长期服用阿司匹林的患者，可以在服用前进行胃镜和幽门螺杆菌检查，对于有胃病和幽门螺杆菌感染的人群，及时治疗胃病，根除幽门螺杆菌，再口服阿司匹林，会更加安全一些。

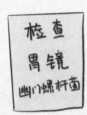

长期服用患者可先进行检查，患病需及时治病再服用

10 胃药究竟应该怎么吃

你有没有过这样的经历？胃不舒服跑到药店买了好几种胃药，但是究竟应该怎么吃呢？觉得胃病不是大事，去医院又麻烦，就自作主张地选择了一种胃药服用。

可是这么吞服胃药，你有没有想过，不加选择地服用会不会影响疗效呢？

常见胃药的种类

常用的胃药一共包括 4 大类，它们分别是促胃动力药、胃黏膜保护剂、抑酸剂和抗酸药。

①促胃动力药。如果胃的动力下降，直接导致的后果就是胃的蠕动减慢，胃排空延迟，食物滞留在胃

里，很容易导致功能性消化不良和胃食管反流病。促胃动力药通过促进胃的蠕动，加快胃排空的速度，从而达到预防胃病的目的。目前，常用的促胃动力药主要包括多潘立酮、甲氧氯普胺、伊托必利和莫沙必利。

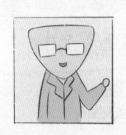

②胃黏膜保护剂。通过与胃黏膜直接接触，并在胃黏膜表面形成一层保护膜，从而增加了胃黏膜屏障的防御能力，有助于修复已经损伤的胃黏膜，并且阻止胃酸对于胃黏膜的直接损伤。目前常用的胃黏膜保护剂主要包括胶体果胶铋、硫糖铝凝胶和米索前列醇。

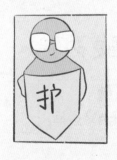

③抑酸剂。如果胃酸分泌增多，很容易破坏胃黏膜屏障，

诱发消化性溃疡，所以通过抑制胃酸分泌就能达到治疗消化性溃疡的目的，也能够治疗胃食管反流病。目前常用的抑酸剂主要包括两大类，即质子泵抑制剂和H₂受体拮抗剂，前者主要包括奥美拉唑、泮托拉唑、雷贝拉唑、兰索拉唑和埃索美拉唑，后者主要包括雷尼替丁、西咪替丁和法莫替丁。

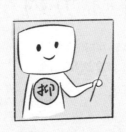

④抗酸药。一类弱碱性物质，口服后能够中和胃酸、降低胃蛋白酶活性，通俗点来说就是酸碱中和，从而达到治疗胃病的目的。常用的抗酸药主要包括两大类，即吸收性抗酸药和不可吸收性抗酸药，前者主要是碳酸氢钠，后者主要包括碳酸钙、氧化镁、氢氧化铝和三硅酸镁。

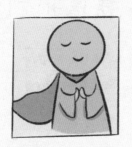

胃药究竟应该怎么吃

①促胃动力药。中国有句古话叫"兵马未动，粮草先行"。对于促胃动力药，理所当然要在饭前口服，一般来说最佳的服用时间是饭前 15 ~ 30 分钟，这样做就能保证进食的时候血液里的药物浓度达到高峰，从而更好地发挥疗效。

如果有多种胃药，建议最好不要和促胃动力药一起服用，因为促胃动力药不仅能促进食物的排空，也能加速其他药物的排出，从而影响药物的疗效。

②胃黏膜保护剂。胃黏膜保护剂要与胃黏膜直接接触才能发挥作用，所以胃黏膜保护剂的最佳服用时间一般是空腹，由于促胃动力药也需要在饭前服用，为了避免两种药物服用时间的冲突，建议胃黏膜保护剂可以更早一点，可以选择在早饭前 2 小时服用，如果是一天两次，第二次可以选择在晚间休息前空腹服用。

③抑酸剂。质子泵抑制剂的最佳服用时间是餐前 1 小时，吃饭时或饭后服用都会影响疗效。而 H_2 受体拮抗剂则最好在餐后服用。

④抗酸药。抗酸药的主要作用是中和胃酸，所以它在胃里存在的时间越长越好，空腹的时候最好不用服用抗酸药，因为抗酸药容易被更快排出。为了达到最佳抗酸效果，建议抗酸药

选择在餐后 1 ～ 2 小时服用，这样可以保证抗酸药能够在胃里待得更久一点。

对于大多数胃病的治疗来说，上述 4 种胃药，选择其中的 1 种或 2 种往往就足够了。最科学的养胃方法并不是服药，而是保持健康的生活方式。

滥用它对胃的伤害这么大，正确的用法学起来

胃胀，去买点奥美拉唑吃吧！胃痛，去买点奥美拉唑吃吧！不想吃饭，还是去买点奥美拉唑吃吧！不知从什么时候开始，奥美拉唑逐渐变成了一种家喻户晓的万能胃药。

58 岁的杨奶奶从 5 年前出现胃痛起就开始吃奥美拉唑，整整 5 年的时间里，她每天都要服 1 粒奥美拉唑。在杨奶奶看来，这种胃药就像降压药一样，长期服用也没事。

糟糕的是，最近一个月，杨奶奶胃痛又发生了，她加大了奥美拉唑的服用剂量，但依然无效。通过胃镜检查，发现杨奶奶的胃里布满了大大小小的息肉，而导致这些息肉的罪魁祸首就是奥美拉唑。

研究发现，连续服用奥美拉唑超过1年，胃息肉发生的风险就会明显增加。

质子泵抑制剂的不良反应

质子泵抑制剂的问世，让消化性溃疡的治疗周期大大缩短，而且避免了消化性溃疡出血和穿孔的发生风险。但是，如果没有严格掌握质子泵抑制剂的适应症，长期滥用，将会导致更严重的不良反应。

①长期使用质子泵抑制剂，会导致慢性萎缩性胃炎，慢性萎缩性胃炎属于胃癌的癌前病变，有一定癌变的风险。

②长期使用质子泵抑制剂，会持续抑制胃酸分泌，从而影响铁和维生素 B_{12} 的吸收，导致一定程度的贫血。

③长期使用质子泵抑制剂，会破坏肠道的菌群平衡，更易导致肠道感染的发生。

④虽然质子泵抑制剂可以用来治疗消化性溃疡导致的腹痛，但是滥用很可能会出现腹痛加重，而且还可能伴有腹泻、恶心、食欲不振和消化不良等。

⑤长期使用质子泵抑制剂除了可能伤胃之外，还会抑制钙的吸收，从而导致骨质疏松，增加骨折发生的风险。

如何正确使用质子泵抑制剂

①并不是所有的胃病都适合使用质子泵抑制剂，质子泵抑制剂的使用和抗生素一样，有着严格的适应证，如消化性溃疡、胃食管反流病等。建议在使用质子泵抑制剂之前，一定要咨询专业的消化内科医生，不要随意去药店购买服用。

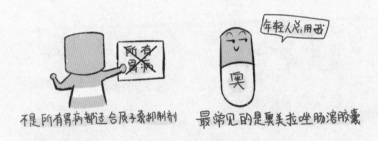

不是所有胃病都适合质子泵抑制剂　　最常见的是奥美拉唑肠溶胶囊

②对于质子泵抑制剂，能小剂量尽量小剂量，其实小剂量和大剂量产生的疗效差别并不是很大。相反，随意增加质子泵抑制剂的剂量，可能会导致更多的不良反应。

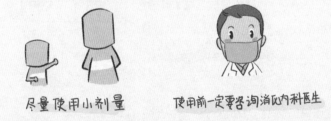

尽量使用小剂量　　使用前一定要咨询消化内科医生

③服用质子泵抑制剂，6个月以内比较安全。不同的胃病

服药时间不同，所以请及时咨询消化内科医生。

　　④质子泵抑制剂的最佳服用时间是餐前 1 小时，吃饭时或饭后服用都会影响疗效。

　　⑤服用质子泵抑制剂，无须两种联用，也不要与其他抑制胃酸的药物联用。

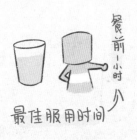

　　⑥在服用质子泵抑制剂期间，应该密切观察不良反应，如出现腹痛、腹泻、恶心、焦虑、头痛、头晕、疲劳、皮疹和瘙痒等情况，均应该及时求助医生。

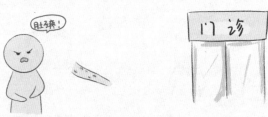

12 怎样减肥才能不伤胃

以为减肥首先要先减胃，于是每天吃得很少，疯狂的饥饿减肥法虽然让自己变瘦了，可是原本好好的身体也病倒了！谈及自己的减肥经历，21岁的栀子痛苦万分。

节食减肥只坚持了1个月，栀子就突然出现饥饿痛，直到大便变黑，整个人虚脱无力才引起重视。通过胃镜检查，证实栀子得了十二指肠球部溃疡。

为什么疯狂的饥饿减肥法会伤胃

像栀子这样疯狂地减肥，早餐不吃，中餐和晚餐又吃得很少，对胃的伤害很大。早上是胃酸分泌的一个高峰期，及时吃早餐，食物会中和一部分胃酸，不吃早餐会让胃黏膜屏障直接暴露在很高浓度的胃酸里，出现胃黏膜损伤的风险就很高了。

中餐和晚餐吃得很少，不仅无法满足身体所需要的营养，在整整一天的时间里，胃的蠕动和排空时间都明显减少，长时间这样，胃就会变得很懒，出现胃病的风险也会增加。

如何坚持科学的减肥方式

①即使减肥，也应该保证一日三餐的规律性。

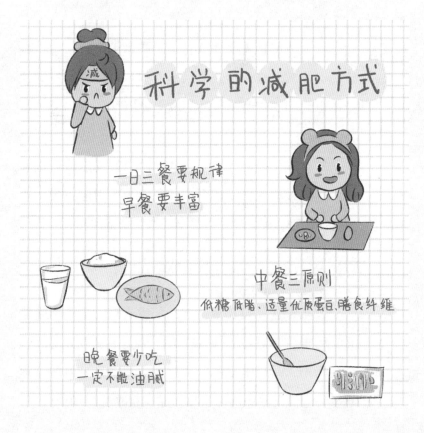

②早餐一定不能少，而且早餐的种类要丰富一点，一定不要太油腻。

③中餐不能少，但是要记住三个原则，即低糖低脂、适量补充优质蛋白和膳食纤维。高脂肪和高糖的食物很容易诱发肥胖，所以要避免。

④晚餐不能少，但是要吃少，晚餐一定不能油腻，相对于中餐，晚餐的配比可以差不多，但数量建议减半。

⑤夜宵一定不能吃，而且不要吃零食。如果实在太饿，可以考虑在两餐之间加点水果，但是量不宜太多。

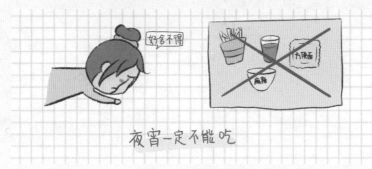

切胃风险很大吗

到目前为止，最科学的减肥方式就是"饮食疗法＋运动疗法"，管住嘴迈开腿。但是说起来容易，做起来可就难了。

听人说切胃可以减肥，于是很多人选择外科切胃，目前外科应用最广泛的切胃方式是腹腔镜袖状胃切除术。

外科医生切胃的时候，保留大约三分之一的胃，切除之后的胃变得更小更垂直，看起来就像袖子一样，所以又被称为袖状胃。

袖状胃的容量相对于普通胃大大减小，能够容纳的食物当然也少了。

虽然这种方法有效地控制了体重，但是它有可能导致营养不良，甚至出现严重的术后并发症。

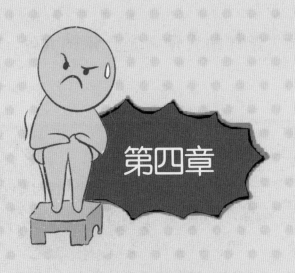

第四章

大便的那些事儿：

千呼万唤"屎"出来

1 怎样的大便才是正常的大便

每次吃蔬菜的时候，大便里面都有没有消化完的蔬菜叶，担心是自己的消化功能出现异常，35岁的刘女士急忙来到医院就诊。

通过检查，并没有发现异常。吃蔬菜的时候大便里有蔬菜叶，其实是很常见的现象。

很多人都有这样错误的观点，我们吃下去的东西，经过消化道能够被完全吸收，大便里不会再找到任何食物的踪迹。他们认为大便其实就是一种纯粹的代谢废物，这样的认识需要纠正。

永远不要轻视大便，只有充分了解大便，才能知道哪些大便是正常的大便，哪些则是疾病发出的报警信号，大便并非是纯粹的代谢废物，它的组成其实很复杂。

大便的成分

在大便里，四分之三的成分都是水分，水分让我们的大便变得更软，体积更大，从而刺激肠壁，让肠道发生蠕动，所以多喝水，有利于缓解便秘。

除了水分以外，大便里还含有不可溶性的膳食纤维、细菌、消化道的分泌物和脱落的上皮细胞，这些固体成分大约占了粪便成分的四分之一。

很多蔬菜、水果和粗粮里都含有不可溶性的膳食纤维，当我们进食这些食物之后，大便里可能会残留这些膳食纤维，所以大便里有果皮和水果籽，其实都是正常现象。

正常大便的颜色

大便伴随着每个人的一生，婴儿时期排出的第一次大便，称为胎粪，胎粪的颜色很深，为墨绿色或者黑色。之后随着母乳的摄入，大便颜色开始逐渐变浅，呈现特有的金黄色；等到婴儿 6 个月以后，随着辅食的添加，大便颜色会和成人更加相似。

成人大便的颜色是棕黄色，因为大便里含有粪胆素。

大便的一生

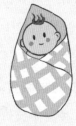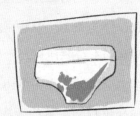

婴儿时期

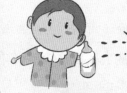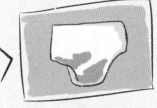

六个月后

成人

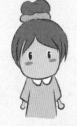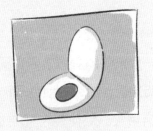

大便里含有粪胆素

什么情况下大便颜色会改变

虽然正常大便的颜色是棕黄色，但并非每一天都是如此，除了和胆汁有关外，大便的颜色还与饮食密切相关。进食猪血、黑莓或桑葚等黑色的食物，我们的大便可能会暂时性变黑。

如果进食了较多的西瓜和西红柿，我们的大便也可能会呈现黄红交加。食用较多的绿色蔬菜，则可能让我们的大便呈现特有的黄绿色，这些都是正常现象。

判断大便颜色改变是不是和食物有关，最简单的方法就是停止食用某一种食物，如果大便很快恢复了正常的棕黄色，那么无须过于担心。如果停止该食物后大便的颜色连续几天依然没有恢复正常，这个时候就要警惕，及时到医院就诊。

大便的形状

正常大便的形状是香肠状，而且特别光滑和柔软，可并非每个人都有如此正常的大便，不健康的饮食习惯和疾病都可能引起大便形状的改变。

布里斯托大便分类法将大便的形状分为 7 种类型：第 1 种是大便的形状像一颗颗硬球，特别难以排出；第 2 种是香肠状，表面凹陷；第 3 种是香肠状，表面有裂痕；第 4 种是像香肠或蛇一样，且表面很光滑；第 5 种是断边光滑的柔软块状，但容易排出；第 6 种是粗边蓬松块，糊状大便；第 7 种是水状，没有固体成分，完全是液体。

第 1 种和第 2 种提示有便秘，第 3 种和第 4 种都是理想的大便形状，第 5 种和第 6 种往往提示可能有腹泻，而第 7 种则是标准的腹泻。

因此，如果发现大便形状不正常，而且持续了 1 周以上，在排除了可能的饮食因素外，请一定要及时求助医生，避免一拖再拖导致病情不断加重。

2 大便总是黏马桶，是大肠癌前兆吗

　　每次冲马桶的时候，都会注意一下自己的大便，这是一种好习惯。如果排便之后，看都不愿意看，直接冲水走人，那么即便大便有异常，也难以及时发现。

　　33岁的顾小姐告诉我，正是因为有这个习惯，最近她就发现自己的大便有些不对劲。每次排便之后，大便总是黏在马桶上，像水泥一样，怎么冲都冲不掉。为了找到原因，顾小姐开始在网络上搜索，看别人是不是也有类似情况，这一搜，可把她吓得不轻，因为网络上说这可能是大肠癌的前兆。顾小姐赶紧到医院检查。

　　我告诉顾小姐，大便总是黏在马桶上，往往提示高蛋白和高脂肪的食物摄入过多，而膳食纤维的摄入过少，所以饮食是导致这种大便的主要原因。

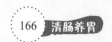

大便总是黏马桶，和饮食有关

总是进食高蛋白和高脂肪的食物，就会导致胃肠道不堪重负，排出来的大便像沙子加水泥一样，又硬又黏，牢牢地黏在马桶上，根本冲不掉。

事实上，大便之所以变成这样，是因为里面缺少水和不可溶性的膳食纤维，这也是便秘的前兆。

我告诉顾小姐，改变这样的大便，其实并不难，只要控制高蛋白和高脂肪食物的摄入量，适当补充新鲜的蔬菜、水果和粗粮，同时多喝水，大便往往能很快恢复正常。

大便总是黏马桶，会是大肠癌的征兆吗

大便总是黏马桶的现象在年轻人里特别常见，生活节奏的加快，让越来越多的年轻人开始更热衷于煎炸烧烤和辛辣刺激性食物。

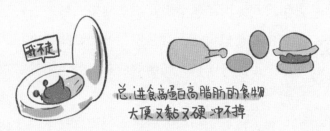

总是进食高蛋白高脂肪的食物
大便又黏又硬，冲不掉

这些食物不仅油腻，而且对肠胃的刺激很大，长期进食这些食物，很容易引起大便的异常，但是及时改变饮食结构，情

况往往能很快改善。

如果改变了不健康的饮食习惯，大便黏马桶的现象依然没有任何好转，甚至开始向更严重的便秘方向发展，这个时候你就需要警惕是不是器质性疾病所致，而大肠癌就是一种常见的器质性病变。

如果有反复发生的假性便意，也一定要警惕是不是肠道器质性疾病，如直肠炎症、直肠癌，这些病变反复刺激直肠，从而产生便意，但事实上，并不是大便真的来了，而是疾病所致。

大便黏马桶，不想清理你就这样做

①不要总吃外卖，各种油腻的食物很容易让你的肠胃不堪重负。荤素搭配，多补充一些绿叶蔬菜、水果和粗粮，你会发现自己的大便会更好。

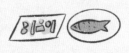

自己做荤素搭配

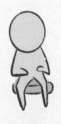
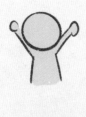

要注意，调整姿势

②不要一天到晚总是坐着，久坐的人，不仅不利于盆腔的血液循环，还很容易诱发痔疮和便秘。工作再忙，也要注意调整姿势，站起来在办公室里伸伸懒腰，

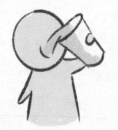

多喝水至关重要

或在房间里走走，都是不错的方式。

③不要等到口干舌燥的时候再注意补充水分，要想大便不那么又硬又黏，多喝水至关重要。

④工作之余要学会放松，总是绷着神经，每天处于高压的工作环境里，会让你的肠神经更加紊乱，下班之后听听音乐，看场电影，其实都是不错的放松方式。

工作之余要学会放松

3 多久排便一次最健康，是一天一次吗

32 岁的杨女士从半年前开始，大便就是一天两次，上午解一次，下午解一次。最近听别人说排便最好是一天一次，平时注重养生的杨女士，越发担心起来，想到自己父母都有结肠息肉，杨女士担心自己是不是也罹患了结肠息肉，所以大便次数才会变多。

通过检查，杨女士并没有罹患结肠息肉，她的肠道一切正常。我告诉杨女士，不能只单纯地从排便次数来判断大便是不是正常，还要结合大便的性状和排便习惯共同判断。虽然一天排便两次，但并没有异常的大便性状出现，排便习惯也很规律，所以这属于正常现象，无须担心。

什么时候排便最好

很多人习惯于早上排便，但并不是所有的人一定会在起床后或早饭后半个小时排便，只要排便的习惯很规律，也完全不用担心排便的时间问题。

因为排便习惯受到各种因素的影响，比如，环境的改变、生活节奏的增快、食物种类的改变和精神心理因素，每个人都有属于自己的生活方式，所以排便习惯存在一定差异，排便时间也会有所不同。

多久排便一次最健康

有些人饱受便秘的困扰，每周排便少于 3 次，严重的便秘人群，甚至每周只有 1 次排便，还需要依赖泻药才能排便。

也有些人不是便秘，但每天排便的次数超过 3 次，而且粪质稀薄，大多数时间，排出的大便都是稀水样。像这样的大便，虽然每次都能顺利排出，却是属于典型的腹泻。

长期的便秘或腹泻会带来沉重的心理负担，会让这些人觉得自己的肠道出现了严重的问题。

除了上面我们所说的两种情况，即便你不是一天一次大便，你的排便频率是每周 4 次或者 5 次，而且你也没有其他的任何不适，这个时候，其实也是正常现象，无须过于担心。

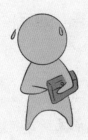

憋大便绝对不是一种好习惯

不要总是憋大便，也不必刻意改变规律的排便习惯

　　憋大便绝对不是一种好习惯，但很多人还是坚持那么做。早上的时候，明明要排便了，上班的时间点到了，没办法，坚持一下吧！吃完饭之后，便意又来了，还是忍一忍吧，等忙完手头上的事情再排便也不迟！久而久之，养成了长期憋大便的坏习惯，排便当然也会变得毫无规律。

　　每个人的排便反射都受大脑皮层的控制，因为大脑是人体的司令部，之所以能憋大便，也是因为司令部的作用，致使肛门括约肌收缩，强行让肛门关闭，阻止了直肠内的大便排出。

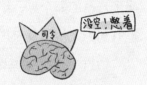

排便反射受大脑皮层控制

　　如果偶尔这么做，问题不大，但长期这么做，肠道就会开始罢工。

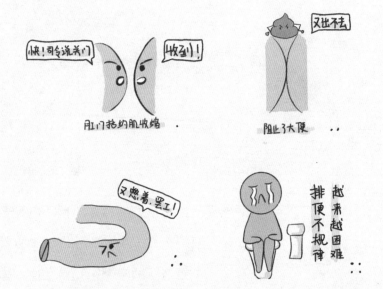

也有很多人，虽然不憋大便，但总是试图改变自己的排便习惯，比如，有些人听说早上排便最好，于是他在早上的时候就用力去排便，可折腾了很久，还是无功而返。这样做大可不必，每个人都有属于自己的排便时间，固定和规律即可，找到属于自己的那个点，给它留出一定的时间，这样既防止憋大便，也有利于大便的及时排出。

但有一类人则是需要定时训练排便的，那就是便秘人群，因为便秘人群的排便习惯往往不规律，所以通过每天定时训练，有助于促进良好排便习惯的形成，对缓解便秘大有帮助。

4 憋住的屁哪儿去了

　　屁多很烦恼，尤其是在公共场所。可是突然没屁了会怎样呢？60岁的老孙肛门停止排便排气已经整整5个小时了，他肚子胀得像个气球，剧烈的疼痛让老孙不停地呻吟。腹部平片显示，肠管里大量积液积气，考虑急性肠梗阻。

　　所以屁多很烦恼，可是突然没有屁，大量的气体囤积在肠管里，会让你更不舒服。

屁是如何产生的

　　屁的主要制造者是肠道细菌，我们的肠道里栖息着500种以上的细菌，大部分细菌定居在结肠内。不要小看这些细菌，进入肠道的食物残渣，会在肠道细菌

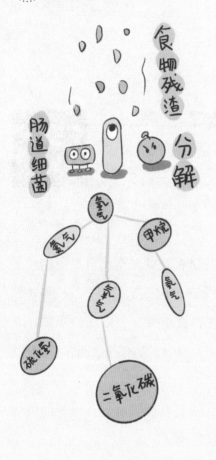

的分解下，产生大量的气体，这些气体主要是由二氧化碳、氢气、氮气、氧气、甲烷、粪臭素、硫化氢和氨气等构成的。

虽然屁的主要制造者是肠道细菌，但是进食的食物也时刻影响着屁的成分变化，比如，很多人顿顿吃的都是油腻的大鱼大肉，进食太多高脂肪食物，会让屁中的吲哚、粪臭素、硫化氢和氨气的含量增多，这些气体会让屁呈现出难闻的恶臭味。

经常憋屁好不好

一个正常人每天要放 10 ～ 15 个屁，这些屁加在一起，气体总量可以达到 500 毫升以上。大多数时候放屁的声音很小，或者根本听不到，只有少数时候，放屁的声音才特别响。

但是憋住的屁，最终都跑哪儿去了呢？

事实上，被憋住的屁，在肠道中被肠壁吸收，然后进入了血液，随着血液循环抵达肝脏，被肝脏过滤后，随即抵达肺部，最终这些气体通过呼吸被排出去了。

由于经过了肝脏的特殊处理，滤过了一些会导致臭味的成分，所以呼出去的气体往往是不臭的，除非一种情况，你的肝脏出现了明显的异常。

经常憋屁对健康是不利的，因为放屁主要是促进肠道气体的释放，可以有效缓解结肠的膨胀，有助于减轻腹胀和肠痉挛。总是憋屁易出现腹部不适，也可能会加重其他脏器的负担。

能否控制放屁的频率，减少屁的臭味

有屁就放，这是再正常不过的事情，大多数时候，放屁不会成为我们的烦恼，反而会让我们觉得很放松、很舒适。然而突然出现放屁频率明显增多，屁特别臭，你就要找原因了。

①及时戒烟，能减少放屁的频率。

②吃饭时细嚼慢咽，避免狼吞虎咽时吞入太多的空气，不仅能减少放屁的频率，充分地咀嚼还更有利于食物的消化与吸收。

③营养均衡很重要，任何食物都不宜过量，绝对的肉食或绝对的素食都不推荐，绝对的肉食会增加放屁的频率，会让大便变得更臭，绝对的素食也会增加放屁的频率。

④远离碳酸饮料，碳酸饮料除了可能会升高你的血糖，导致放屁频率增加，真正的好处则是一个都没有。

⑤坚持运动，不仅能促进肠胃蠕动，还能帮助排出多余的气体。

5 肠子发黑了，究竟会不会变成肠癌

62岁的陈奶奶因为便秘到医院检查，医生建议她做一次肠镜检查，做完检查，医生就告诉陈奶奶，她的肠子发黑了。这可把李奶奶吓了一跳，好端端的肠子，为什么会发黑呢？

担心自己肠子是缺血坏死，陈奶奶挂了消化内科的门诊号。我查看了陈奶奶的肠镜检查报告单，发现是结肠黑变病，并不是肠子缺血坏死。

医学上，肠子缺血坏死往往是缺血性肠病或绞窄性肠梗阻所致，而结肠黑变病，则是一种黏膜色素沉着性病变，它和缺血性肠病或绞窄性肠梗阻完全是不同的疾病。为了让患者容易理解，医生会通俗讲肠子黑了。

结肠黑变病，和便秘有关吗

结肠黑变病的患者，往往都存在严重的便秘，于是很多患者会认为，结肠黑变病就是由便秘引起的。事实上，便秘虽然是其中重要的一环，但还有一环，在结肠黑变病的发病里发挥着更重要的作用，那就是长期口服刺激性泻药。

轻度的便秘，通过改变不健康的生活习惯，往往可以有明显的好转，这些患者，并不需要服用泻药。但是重度的便秘患者呢，从开始偶尔使用泻药到长期依赖泻药，这是他们不得不经历的一个过程，可问题恰恰就出在泻药身上。

这些药物之所以能通便，并不是它们能排毒，而是因为其中富含蒽醌类物质，这种刺激性泻药的主要成分是大黄、芦荟和番泻叶。蒽醌类泻药主要作用于大肠，对胃和小肠没什么作用。通过刺激大肠神经丛引起肠蠕动速度的加快，并减少大肠对水和钠的重吸收，最终起到导泻的作用。

蒽醌类泻药往往有一个共同点，开始服用的时候效果很好，随着时间的推移，效果却越来越差。于是很多便秘患者不得不增大剂量，却不知，剂量越大，用的时间越久，对肠黏膜的损伤也越大，甚至形成典型的结肠黑变病。

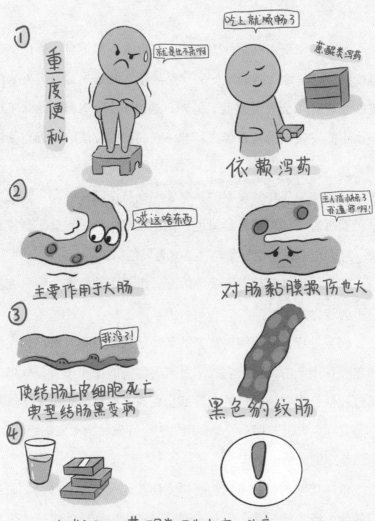

结肠黑变病，究竟会不会变成肠癌

很多长期服用刺激性泻药的人群根本不知道自己罹患结肠黑变病，这是因为结肠黑变病只是局限在结肠里，患者外表的皮肤颜色并不会发生改变。另外，通过 B 超、X 线甚至 CT 检查也不能发现结肠是否黑变，唯一能确诊的方法就是进行肠镜检查。

结肠黑变病在肠镜下的典型表现就是结肠黏膜发生弥漫性的色素沉着，呈现特有的黑色、棕色或暗灰色，看上去就像豹纹一样，很多医生也形象地将其称为黑色豹纹肠。

那么，很多便秘患者关心的是，出现了结肠黑变病，究竟会不会转为肠癌呢？

研究发现，蒽醌类泻药里的某些活性成分具有潜在的毒性和致癌作用。所以，长期服用蒽醌类泻药的便秘患者，罹患大肠腺瘤性息肉和大肠癌的风险都会更高，而且结肠黑变病也并不是只有色素沉着那么简单，因为它会导致结肠上皮细胞凋亡，所以癌变的风险也更高。

值得庆幸的是，虽然结肠黑变病看起来有点儿可怕，而且有转为大肠癌的风险，但是它却是一种可以逆转的疾病。想要逆转，其实也很简单，一种是想办法缓解功能性便秘，另一种就是要及时停用所有的蒽醌类泻药。如何远离功能性便秘？那就要养成良好的排便习惯，通过多吃富含膳食纤维的蔬菜和水果来促进肠道的蠕动，多喝水来让大便变得更加光滑和柔软。

只要缓解便秘，及时停用蒽醌类泻药，绝大多数结肠黑变病的患者，在经过半年左右的时间，肠黏膜的颜色会逐渐恢复到正常的红润状态。

6 通便，究竟该选择什么类型的泻药

得了功能性便秘，不吃泻药根本解不出大便！年龄大了，有高血压和冠心病，又害怕用力排便会引起心脑血管意外，这是很多老年便秘患者的苦恼。

的确，对于有高血压和冠心病等基础疾病的人群，保持大便通畅至关重要。如果用力排便，腹压升高，很容易导致外周血管阻力增加，血压也随之上升，发生心脑血管意外的风险自然会大大增加。

对于这类人群，医生常常会说，实在不行，就来点泻药，这样憋着会更危险。

可是泻药的种类形形色色，每一种的作用方式也不相同，究竟该如何选择呢？

刺激性泻药，风险最大的泻药

虽然选择的人最多，但它却是风险最大的泻药。刺激性泻药的作用机制就是通过刺激结肠的感觉神经末梢，来增强肠道的蠕动和分泌。酚酞片、芦荟、番泻叶均属于此类泻药。

对于刺激性泻药，最好不要轻易选择，由于它能够刺激结肠神经，很容易引起肠神经损害，肠神经控制着肠道的蠕动，如果受损，就会让你的结肠变得更加倦怠。所以长期吃刺激性泻药的患者，常常感到便秘越来越严重。

另外，刺激性泻药会引起结肠黑变病，让你成为真正的"腹黑"人群。

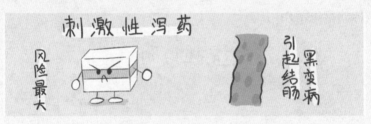

容积性泻药，具有很强的吸水性

容积性泻药，也称为膨胀性泻药，这种泻药具有很强的吸水性，能够在肠道内吸水膨胀，从而让粪便变软、体积变大，膨胀的粪便刺激肠道蠕动，进而通便。常用的容积性泻药包括欧车前和小麦纤维素颗粒。

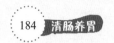

由于容积性泻药主要通过吸水来发挥通便作用，所以在服用的时候，一定要多喝水。对于轻度的便秘患者效果更好。

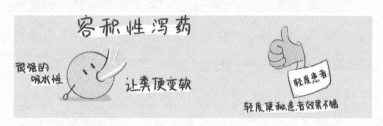

渗透性泻药，主要作用是渗透

渗透性泻药，是通过渗透作用来促进水的分泌。就像菜摊上很多菜农会定时往蔬菜上洒水，从而让蔬菜看起来更加新鲜，原理就是渗透作用。

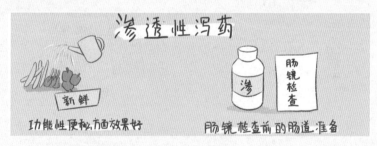

渗透性泻药可以促进体内的水分渗透到肠道内，促进肠道蠕动。肠镜检查前，医生开的聚乙二醇或甘露醇，就属于渗透性泻药。

总的来说，渗透性泻药主要分为三大类，糖类、盐类和小分子链。

像乳果糖、甘露醇和山梨糖醇，都属于常用的糖类渗透性泻药。而硫酸镁、磷酸钠和柠檬酸镁，则属于盐类渗透性泻药。至于聚乙二醇，属于小分子链，在所有的渗透性泻药里，它是最温和的。

由于渗透性泻药在治疗功能性便秘方面效果较好，所以适合于轻度和中度功能性便秘的患者。

润滑性泻药，主要作用是润滑

润滑性泻药主要是通过润滑肠壁、软化大便来改善便秘的，如医院里经常用的石蜡油。对于有痔疮、肛裂及手术后的患者，石蜡油都是不错的选择，它既能通便，又能减轻疼痛。但是长期应用，容易引起脂溶性维生素以及钙磷的吸收不良。

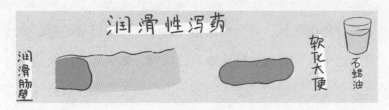

促动力药，给肠道足够的动力

对于功能性便秘，它的发生机制里有很重要的一点，就是结肠慢传输型便秘。你也可以理解成结肠有点儿懒，更多的时间它不愿意动，由于结肠不愿意动，很多时候口服其他的泻药来刺激它的蠕动，常常效果也不是特别好，这个时候，我们不妨选择促动力药，给肠子加把劲。

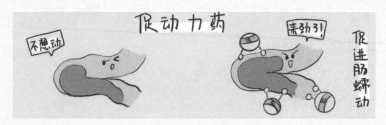

对于慢传输型功能性便秘，促动力药尤其有效，像我们平时常用的莫沙必利、伊托必利、普芦卡必利等，都属于促动力药，这些药物不仅可以促进肠的蠕动，还可以促进胃的蠕动。

泻药究竟应该怎么吃

虽然泻药的种类很多，但是在治疗便秘的时候，我们一定要掌握好使用指征，对于突然出现的便秘或是原有的便秘突然加重，这个时候首先要排除器质性疾病，如大肠癌。大肠癌所导致的便秘，是肿块堵塞了肠腔，引起肠腔狭窄所致。这个时候，服用泻药并不能解决根本问题，而且有可能掩盖病情，甚至是加重病情。

但如果做了肠镜检查，已经完全排除了器质性疾病，诊断是功能性便秘，而且经过了一系列保守治疗，如补充膳食纤维、运动、多喝水、养成规律的排便习惯，便秘依然无法解决，这个时候，可以选择泻药。

在泻药的选择里，刺激性泻药要尽量避免，而且一定不能长期使用。润滑性泻药也不宜长期使用，所以容积性泻药、渗透性泻药和促动力药无疑就成了最佳的选择。

任何药物都是一把"双刃剑"，泻药同样如此。泻药虽然能够通便，缓解便秘带来的痛苦，但是长期使用泻药，很容易导致泻药依赖，造成便秘现象越来越严重。

所以要想远离便秘，不能等到便秘很严重的时候才想到改变不健康的生活方式，而应该在不便秘的时候就坚持好习惯来预防便秘。

7 治疗功能性便秘，究竟哪些方法更可取

对于便秘的人来说，最怕的就是上厕所。几乎每一次都是使出九牛二虎之力，但大便还是排不出来，那种大便憋着的痛苦，不是便秘的人，根本就不会懂。

对于突然出现的便秘，无论是医生还是患者，都会担心是不是肠道出现了严重的病变，如大肠癌，但是大多数便秘的人，事实上检查都没有大问题。那为什么会发生便秘呢？

便秘的最常见类型——功能性便秘

并不是所有的排便困难都属于便秘，有些人只是聚会的时候暴饮暴食，吃了很多高脂肪的食物，导致第二天出现排便困难，改变饮食习惯后大便很快正常，这不属于便秘。

功能性便秘患者，在检查的时候没有发现任何肠道器质性病变，只是各种因素让肠道的功能出现了异常，导致大便长时间堆积在肠道里，肠道的蠕动功能不行，排便的推动力不足，最终才导致了便秘。

导致功能性便秘的原因真的太多了，如饮食缺少膳食纤维、喝水少、未养成良好的排便习惯、运动量少、年龄增加等。

如何预防和治疗功能性便秘

很多便秘患者，便秘的发展都是从轻到重，随着时间的推移，便秘现象越来越严重。

对于轻度的便秘患者，如果便秘的时间不长，通过及时改变不健康的生活习惯，功能性便秘往往能明显改善，改善之后继续保持健康的生活习惯，还可以预防便秘的再次发生。

很多人从一开始便秘就服用泻药，这样做往往会导致泻药依赖，吃了才会拉，不吃根本就不拉。事实上，对于大多数轻度的便秘患者来说，改变不健康的生活习惯，就已经是最好的治疗了，只有对于长期的中度和重度的便秘，在改变生活习惯无效的情况下，医生才会建议酌情使用泻药。

①多吃富含膳食纤维的蔬菜和水果。膳食纤维不仅会增加粪便的体积，又能软化大便，刺激肠道蠕动。

一个正常人，要想远离便秘，每天补充的膳食纤维最好为

30～40克。

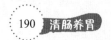

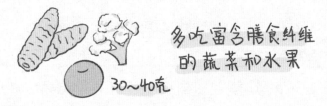

多吃富含膳食纤维
的蔬菜和水果

30～40克

②多喝水。水是最好的膨松剂，很多泻药的原理就是保留水分，增加粪便的体积。如果你只吃膳食纤维，不喝水，那么粪便体积同样膨胀不了，治疗便秘的效果也不会特别好。

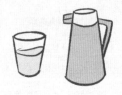

每天最好保持饮水量
1000～2000毫升

③养成规律的排便习惯。我们从小就要养成定时排便的好习惯，以便和肠道形成默契。对于平时没有养成规律排便习惯的人群，由于早餐后半小时到1小时是胃肠反射最活跃的时候，选择这个时间去厕所蹲一会儿，对于预防和治疗便秘大有裨益。

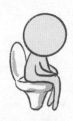

养成规律排便习惯
便不要憋着

④保持每天规律的运动量即可，最难能可贵的其实还是坚持。三天打鱼，两天晒网，事实上对于便秘的改善，并不会好到哪里去。

8 清宿便排肠毒，这样的谣言你还要信多久

老杨最近一段时间大便干结，排出困难，看到广告说可以通过清宿便排肠毒的方法排出 5 千克宿便，便秘自然就好了，便高兴地买了几盒。然而，大便是好了，但药根本停不下来，停药之后，便秘的现象比原来更加严重了。

我在诊室里看到老杨的时候，他特地将通便的保健品拿给我看，原来这里面含有番泻叶，属于刺激性泻药。但是不能长期吃，长期吃不仅会有依赖，而且还会出现结肠黑变病。

大便究竟是如何形成的

食物中的营养成分经过小肠吸收后，剩下的食物残渣、部分水分和无机盐就借助小肠的蠕动被推入大

肠，大肠进一步分解食物残渣，经过肠道细菌分解后的食物残渣、肠黏膜的分泌物、脱落的肠上皮细胞和大量的细菌共同组成了所谓的粪便。

粪便排出身体，需要依靠大肠的 3 种运动方式，袋状往返运动和分节运动的主要作用是搓合、搅拌、混匀粪便；多袋推进运动和蠕动，能够促进粪便以每分钟 1～2 厘米的速度向前推进；集团运动就像急行军一样，行进速度快，从而将大便推向更远的降结肠和乙状结肠。

医学上并没有宿便这种说法，按照粪便的排泄过程，只是有的快一点儿，有的慢一点儿而已。即使是便秘患者，也不可能有 1 个月以上的粪便都排不出去。

很多患者进行肠镜检查，进行肠道准备的时候需要清空肠道里的所有大便，清空前后测量体重，变化不会很大。

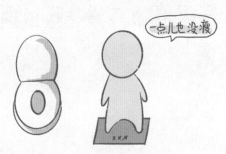

清宿便排肠毒减肥是谣言

排肠毒的真相

很多药物或保健品，要么认为自己能清除宿便，要么认为自己能排毒养颜，要么认为自己能润肠，其实清肠毒的真相就是导泻通便。

对于没有便秘的人群，每天排便习惯很规律，长期使用这些所谓的减肥产品，很有可能导致依赖，在停用它们时，会发现根本排不出大便。

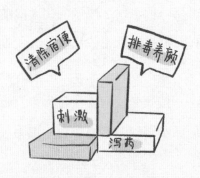

导泻通便,可能导致依赖

所以，无论你是为了治疗便秘，还是为了减肥，建议你都应该选择更科学的方法，特别是本身只是很轻度的便秘，完全不需要依靠通便药，仅仅改变生活方式往往就够了。

9 长期便秘会导致大肠癌吗

　　55 岁的宋女士 3 个月前在门诊做了肠镜检查，检查显示她的肠道并没有什么器质性病变。3 个月之后，宋女士又来了，她说要复查肠镜。

　　我非常不解，才短短的 3 个月时间，为什么要复查肠镜？

　　宋女士告诉我，她饱受便秘的困扰已经整整 3 年了，虽然看了不少医生，也用了不少方法，但便秘始终没有明显的改善。医生说她是功能性便秘，让她不要过于担心，可是宋女士最近看了不少有关便秘的文章，得知便秘会诱发大肠癌时，她开始寝食难安。

　　宋女士滔滔不绝地说着那些文章里的观点，看似很有道理的文章，其实并不科学。

便秘和大肠癌，需弄清两者之间的关系

便秘是一种症状，大肠癌是一种疾病。对于某些大肠癌患者，由于肿块堵塞肠腔，导致大便排出不畅，患者就很容易出现顽固性便秘，所以大肠癌导致便秘，这个命题是成立的。

那么反过来呢，长期便秘，会不会导致大肠癌呢？

事实上，并没有确切的证据表明便秘会增加大肠癌的发病率，研究表明，每周大便 2 ～ 3 次的人群罹患大肠癌的概率和每天大便 1 次甚至 2 次以上的没有统计学上的差异。

导致大肠癌的真正病因是什么？

在有关大肠癌的致病因素里，并没有便秘，但是以下 3 个致病因素却是存在的。

①绝对的肉食动物，从来不吃或很少吃富含膳食纤维的食物。

②遗传。大约 10% 的大肠癌与遗传有关，大肠癌患者子女罹患大肠癌的风险，比正常人高 2 ～ 4 倍。

③肠道病变。大肠腺瘤性息肉、炎症性肠病等肠道疾病发展为大肠癌的风险会更高。

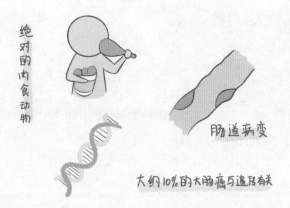

绝对的肉食动物

肠道病变

大约10%的大肠癌与遗传有关

长期便秘，最易导致这些疾病

长期便秘虽然并不是导致大肠癌的元凶，但是总是排便不畅，却可能诱发其他的疾病。

长期便秘的人，更易出现烦躁、焦虑、失眠甚至是抑郁，因为便秘患者的痛苦，是正常人所不能理解的，长期便秘会导致精神心理异常，而精神心理异常反过来又进一步加重便秘，所以便秘持续的时间越长，便秘就越难以缓解，这形成了一个恶性循环。

长期便秘的人，由于大便干结，用力排便，所以常常会合并肛管疾病，如出现肛裂、痔疮、肛乳头炎等，这些疾病常常伴有剧烈的肛门疼痛，甚至会导致便血的发生。

对于有心脑血管疾病的人，长期便秘还有可能进一步加重这些慢性疾病。用力排便所诱发的急性心梗和脑出血，每年都会夺去很多老人的生命。

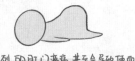

伴有剧烈的肛门疼痛，甚至会导致便血

烦躁、焦虑、失眠甚至是抑郁

用力排便所诱发的急性心梗

便秘患者，多久做一次肠镜检查

像宋女士这样的便秘患者，3 个月前已经进行了肠镜检查，且没有发现任何器质性病变，那么只隔了 3 个月就复查肠镜，其实完全没有必要。对于功能性便秘的人群，一次肠镜检查没有异常，可以隔 1～2 年的时间再复查。

哪些便秘更应该警惕

对于突然出现的便秘、没有进行过肠镜检查的便秘、使用泻药都难以通便的便秘、与腹泻相交替的便秘、伴有消瘦和贫血的便秘，要特别警惕，因为这些便秘都有可能是大肠癌所致，一旦忽视，或者简单认为只是功能性便秘，往往会误诊或漏诊。

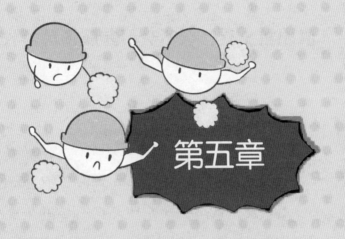

第五章

益生菌：

肠道里的江湖

1 滥用抗生素，会不会引起肠道菌群失调

10 天前出现腹泻，认为是吃了不干净的食物诱发了急性肠炎，于是跑到药店购买了头孢类抗生素。10 天的时间里，每天都按时服用，糟糕的是，腹泻不仅没有好转，反而越来越严重。

48 岁的陈先生非常着急，他说现在自己每天都要往厕所跑十多次，自己以前虽然也得过肠炎，但每一次都很快就能好，唯独这一次，都 10 天了，却一点缓解的迹象都没有。陈先生认为自己可能感染了一种很顽固的细菌，药店的药没用，他就寻思着来医院，希望能开点儿更好的抗生素。

已经服用抗生素整整 10 天了，还要开更强的抗生素，腹泻总是不好，殊不知，这很可能与不规范甚至滥用抗生素有关。

什么是肠道菌群

每个成人的肠道里都存在一个微生物王国，我们管它叫肠道菌群。

人体的肠道菌群，主要包括有益菌、有害菌和中性菌。有益菌也就是我们平时所说的益生菌，像双歧杆菌、乳酸杆菌等都属于益生菌；有害菌，在肠道里的数量非常少，而且不是长期定植，可如果不小心摄入它们，就可能让它们在肠道内大量繁殖，肆虐生长，对肠道健康造成严重影响，像变形杆菌、假单胞菌、沙门氏菌等都属于有害菌；中性菌，则是一个两面派，在益生菌占有优势的时候，它们安于现状，能与身体和平共处，不占优势时则对身体造成伤害，像肠杆菌和肠球菌等都属于中性菌。有益菌对肠道健康最重要，它具有免疫调节的作用，能及时抑制和清除肠道内的病原菌，所以，一个完美的肠道菌群，一定要是益生菌占有优势。

遗憾的是，人体的肠道菌群，并不会一直都那么稳定和完美。比如，抗生素的问世，一方面治愈了感染性疾病，另一方面却导致了肠道菌群的失调。

抗生素没有准确的定位功能，它不仅可以杀死有害菌，还可以杀死益生菌，导致的最直接的后果就是肠道菌群失调。一旦肠道菌群失调，肠道内的中性菌和有害菌就会趁机联手，此时，没有了益生菌的抑制和清除功能，来自外界的有害细菌也会趁机在肠道内定居下来，并取代益生菌成为优势菌群，甚至连真菌也要来分一杯羹。

肠道菌群失调会有哪些表现

肠道菌群失调，最常引起的症状就是腹泻。很多患者刚开始没有腹泻，在服用抗生素 2～7 天时才出现。有的患者是因为腹泻才口服抗生素，结果越吃越严重，其实这是滥用抗生素所致。

不要小看抗生素导致的肠道菌群失调，它导致的腹泻可以拉到你怀疑人生。

轻者一天四五次，严重的一天可能会有十次以上，而且还可以形成典型的假膜样病变———一种更为严重的肠道菌群失调。其发生的根本原因是益生菌数量急剧减少，致病菌趁机生长，破坏肠黏膜，形成假膜。一旦形成假膜性肠炎，患者不仅腹泻更加严重，还会出现海蓝色水样便，同时伴有严重的腹痛、腹胀和高热。

滥用抗生素危害多多

感冒了吃抗生素，牙痛吃抗生素，腹泻吃抗生素，身上哪里痛了，哪里烂了一个小口子，也要吃抗生素。可是你知道吗？把抗生素当成家常便饭来吃，很容易发生不良反应。

根据世界卫生组织的调查报告显示，我国已经成为世界上

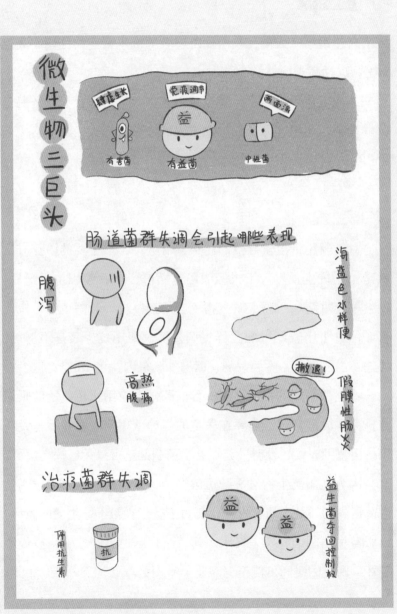

抗生素使用第一大国，我国住院患者的抗生素药物使用率高达80%，远远高于国外的30%。

不规范使用抗生素，甚至滥用抗生素，不仅容易导致肠道菌群失调，还很容易导致抗生素耐药，总有一天，我们会无药可用。

如何治疗菌群失调

对于滥用抗生素导致的肠道菌群失调，最主要的治疗方法就是停用抗生素。对于很轻的肠道菌群失调，停用抗生素后，益生菌会重新夺回肠道微生物王国的控制权，腹泻也会很快改善。但对于比较严重的菌群失调，仅仅停用抗生素是不够的，往往还需要口服益生菌制剂，以增加肠道内益生菌的数量。

益生菌制剂的种类很多，目前医学上应用比较广泛的是双歧杆菌和乳酸杆菌，需要在医生的指导下用药。但并不是说使用抗生素的时候，及时补充点益生菌制剂就可以无后顾之忧了。

因为滥用抗生素对于肠道菌群的伤害，要远远大于服用益生菌得到的益处。研究发现，相对于抗生素对于益生菌的破坏，口服益生菌制剂其实是杯水车薪，一旦肠道里的益生菌被过度破坏，恢复的时间可能至少需要半年。

肠道菌群失调，喝酸奶能补充吗

出现肠道菌群失调，医生往往会建议吃点益生菌，通过抑制致病菌繁殖，更好地促进肠道菌群的平衡。

益生菌并不是特指哪一种细菌，而是对肠道健康有益的活的微生物的总称。

可是究竟该如何补充益生菌呢？除了医院和药店卖的益生菌活菌药物外，很多人想到还有酸奶。

胃酸是最大的拦路虎

虽然国家规定，每克酸奶中保加利亚乳杆菌和嗜热链球菌的数量不得低于 100 万个，但是这两种乳酸杆菌的耐酸性都比较弱，喝下去的酸奶，往往经不起胃酸的拳打脚踢，能够活着抵达肠道的并不多，相对于庞大的肠道微生物菌群，这点儿益生菌简直是杯水车薪。

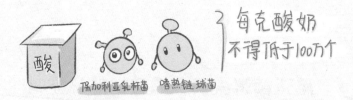

酸

保加利亚乳杆菌   嗜热链球菌

每克酸奶
不得低于100万个

在进入胃肠道之前，对益生菌活性影响最大的就是温度。在冷藏温度下，乳酸菌能够活得久一点儿，但是保存期同样有限，一旦脱离冷藏温度，酸奶中的乳酸菌就会迅速减少。

为了提高酸奶的保质期，很多商家又推出了常温酸奶，常温酸奶虽然在常温下也可以保存，但往往是经过了热处理，杀灭了酸奶中活的乳酸菌，这种酸奶只保留了酸奶的口感，并不会再提供活的益生菌。因此，无论是低温酸奶还是常温酸奶，事实上，都不能提供数量可观的活的益生菌。

再经过胃酸的作用，能够活下来的益生菌就更少了，所以单纯依靠喝酸奶来补充益生菌，几乎是不可能的。

正确补充益生菌的方法

对于医生诊断的肠道菌群失调，益生菌的损失就不会只有一点，所以依靠酸奶来补充这些丢失的益生菌主力军，往往是杯水车薪，根本不用抱太大希望。

所有的益生菌活菌药物，都不推荐长期服用。因为益生菌

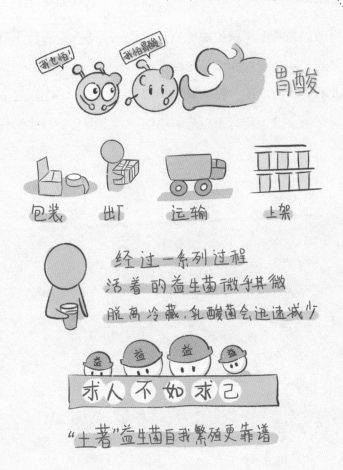

制剂往往存在局限性，我们服用的时候可能短期效果明显，但是只要一停用，额外补充的益生菌会很快烟消云散，不是它们不爱肠道的环境，而是肠道里本就存在的微生物菌群，也就是我们所说的"土著"益生菌，把这些人为补充的益生菌当作不速之客，统统踢出去了。

　　为了提高肠道里益生菌的数量，让"土著"益生菌采取自我繁殖的方式会更加靠谱，这样产生的益生菌，存活时间会更久，也不会受到排斥。我们能够长期坚持的就是多吃富含膳食纤维的食物，因为相对于高脂肪食物，益生菌会更喜欢这些粗纤维。

3 益生菌和益生元究竟有什么区别，可以联合使用吗

很多人去药店买益生菌的时候，销售员还会拿来一盒益生元，说益生菌和益生元配合着吃，疗效会更好。可是益生菌和益生元究竟有什么区别？

益生菌究竟有什么作用

益生菌最大的作用就是控制着肠道菌群这个庞大的微生物王国，不断压制有害菌，从而保证肠道的健康。

益生菌能降低肠道的 pH，在酸性环境里，钙、铁和维生素 D 能够更好地被吸收，同时益生菌还能促进身体多种维生素的合成及吸收，帮助人体吸收更多的营养素。

我们在使用抗生素的时候，很容易引起抗生素相关性腹泻，通过补充益生菌帮助恢复肠道菌群的生态平衡，也可以达到止泻的作用。

益生元究竟有什么作用

益生菌是指对肠道有益的活的微生物，而益生元则是一种能促进益生菌生长的好饲料。

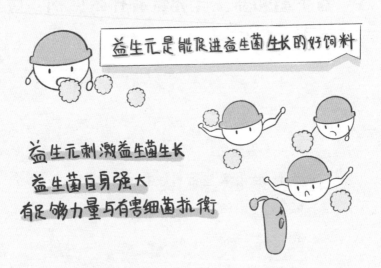

在肠道菌群失衡的情况下，补充益生元能够帮助重建生态系统，刺激益生菌的生长。补充益生元还能够促进肠道蠕动，对于改善便秘大有帮助。益生元也能降低肠道内的 pH，从而更有利于钙、铁和维生素 D 的吸收。对于儿童来说，益生元可以

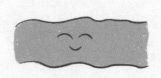

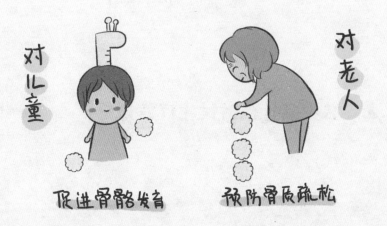

对儿童 促进骨骼发育

对老人 预防骨质疏松

促进骨骼的发育；对于老人来说，益生元可以预防骨质疏松。另外，不仅益生菌在肠道免疫中发挥着重要作用，益生元也有类似的功能，益生元通过调节益生菌来提高肠道的免疫力，从而有助于建立一个更强大的肠道免疫系统。

益生菌和益生元可以联合使用吗

益生菌制剂和益生元都不是万能药，并不适合所有的疾病。

益生元的主要成分其实就是膳食纤维，所以对于健康的成人来说，每天坚持食用富含膳食纤维的蔬菜、水果和粗粮即可，并不需要再到药店刻意购买益生元。

理论上益生菌和益生元可以联合使用，但对于成人来说，大多数时候根本没有必要。

益生菌什么时候吃疗效最好

一周前，我在门诊接诊了郝女士，郝女士出现腹泻到药店购买了益生菌制剂，药店的销售人员告诉她空腹吃，但是吃了 2 天后，腹泻还是没有好转，于是来到医院就诊。我一方面告诉她要积极寻找导致腹泻的病因，另一方面指出了她服用益生菌制剂方法的错误。

为什么益生菌不能空腹服用

益生菌制剂最好不要空腹服用，这是因为空腹的时候由于饥饿和受到食物的诱导，中枢神经系统会指挥胃分泌更多的胃酸。益生菌对胃酸特别敏感，如果胃酸过高，显然会破坏更多的益生菌。

建议患者饭后 1 小时服用益生菌制剂。此时胃酸浓度并不高，能避免高胃酸对于益生菌的破坏，从而让更多的益生菌进入肠道发挥作用。

冲泡益生菌制剂时温度不能过高

有些益生菌制剂是胶囊状，有些是片状，有些则是粉末状。粉末状制剂需要先用水冲泡，搅匀后才能服用。

但是很多人在冲泡的时候往往方法不对，为了让药物更好地溶解，很多人直接用刚烧开的热水，其实益生菌很怕高温，益生菌之所以能够进入肠道发挥作用，前提是它是活菌。

为了保证益生菌能够更多地抵达肠道，不仅益生菌粉末在冲泡的时候要选择40℃以下的温水，而且胶囊状或片状的益生菌制剂，选择水送服的时候，温度最好也不要超过40℃。

益生菌可以和抗生素一起服用吗

在服药的时候，大多数人都不想麻烦，也不想把药物进行分类，而是选择把所有药物混合在一起，一把放进嘴里吞下去，这样做其实并不对。

益生菌是活的微生物，抗生素不仅会杀死有害的细菌，也会杀死对人体有益的细菌，所以，两种药物同服，也会让益生菌制剂受到干扰。建议服用抗生素之后，最好隔2～3小时再服益生菌。

益生菌制剂可以和牛奶一起吃吗

很多粉末状的益生菌制剂可能口感并不是特别好，而且大多数粉末状的益生菌制剂是为儿童准备的，原因就是胶囊或片剂可能会引起误吸。

很多儿童不喜欢直接冲泡的益生菌制剂，那么父母可以将其放在牛奶里。很多婴儿配方奶粉里都添加了益生菌，这样做不仅对婴儿无害，也不会影响益生菌制剂的吸收。

益生菌制剂该如何保存

大多数情况下，益生菌制剂需要低温保存，也就是购买之后，需要放进冰箱的冷藏柜里，温度最好保持在 2 ～ 8℃，益生菌虽然怕高温，但喜欢低温。而且保存的时候注意避光。

无论是食物还是药物中的益生菌，都有一定的保质期，所以务必在保质期内服用完，超过了保质期，益生菌可能已经变成了死菌，甚至可能已经变质，这个时候再吃不仅不利，反而有害。

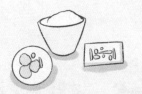

饭后1小时服用益生菌制剂

粉末状益生菌制剂

选用40℃以下水温

服用抗生素后
最好隔2~3小时再服益生菌

婴儿配方奶粉添加益生菌

不会影响益生菌的吸收

放进冰箱冷藏柜保存

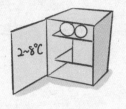

注意避光
保质期内服用

5 告别冰箱肠炎，做好三步清除细菌

"肯定是那根鸡腿引起的！"33 岁的小夏肯定地告诉我，他昨天晚上吃完鸡腿以后，夜里就一直不停地往厕所跑，拉到后面，全部是水样便，整个人都虚脱了，只得来医院就诊。

鸡腿买来有 4 天了，一直放在冰箱里冷冻，昨天拿出来做了一个油炸鸡腿，但不是特别熟，中间有些肉咬不烂，但还是坚持吃完了。

可唯一让小夏想不明白的是，放在冰箱里冷冻的鸡腿竟然也会变质？

答案无疑是肯定的，即便冰箱里温度很低，但是它并不能做到无菌状态，有一些耐低温的细菌，依然会存在冰箱里，如沙门氏菌、耶尔森氏菌和李斯特菌。

蛇一样狡猾的沙门氏菌

在冷冻状态下，沙门氏菌像是一条狡猾的蛇，它一动不动，看似死了，实际上却在冬眠，一旦我们将食物拿出冷冻室，随着温度的升高，原本处于冬眠状态的沙门氏菌，便又重新恢复了活力，很多人质疑沙门氏菌的抗冻能力，事实上，即便在零下80℃，沙门氏菌依然不会被冻死。

沙门氏菌虽然抗冻，但是不耐热，如果温度超过75℃，大约10分钟就可以被完全杀灭。

沙门氏菌感染是目前导致食物中毒最常见的原因，虽然大多数人预后很好，但也有一部分严重的感染者不治身亡。

抗冻之王，耶尔森氏菌和李斯特菌

沙门氏菌遇冷冬眠，只有在温度升高的时候才会爆发活力，但是耶尔森氏菌则完全不同，它是一种嗜冷菌，即便放在冷冻室，依然能保持强大的繁殖力。

和耶尔森氏菌相同的，还有一种细菌也可以在冰箱的冷冻室里生存，那就是李斯特菌，研究发现，即便冷冻室的温度在零下20℃，李斯特菌也可以生存至少1年。

如何减少冰箱滋生细菌

冰箱的很多地方都可能滋生细菌，所以清理冰箱很是重要。

第一步，食物放进冰箱之前，首先应该进行清理。及时清除泥土，去掉变质的菜叶。冷藏室里应该有独立的分区，不同的分区应该放置不同的食物，而且特别要注意的是，生食和熟食更应该分开。

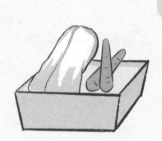

食物放进冰箱前先清理

第二步，定期检查冰箱。很多人买了肉和菜，直接放进冰箱，根本不管存储时间，坏了还没扔掉，这样做，都会导致冰箱更易滋生细菌。对于冷藏区的食物，如果是肉，最好不要超过 2 天，如果是绿叶蔬菜，最好不要超过 3 天，如果是酸奶等乳制品，最好不要超过 5 天，如果是生鸡蛋，最好不要超过 4 周。即使是西红柿、胡萝卜等存放时间能久一点儿的食物，存放时间也最好不超过 7 天。

对于冷冻室，如果温度在零下 18℃，那么存放的肉制品可以保存 3 个月的时间，对于存放时间超过 3 个月的，最好不要再吃，以降低细菌感染的风险。

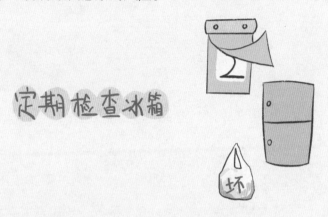

第三步，定期清洁冰箱。冰箱和家庭使用的炉灶、菜锅、餐具一样，都是需要清洁的，虽然冰箱不用每天清洁，但最好能保持每月清洗一次的频率。

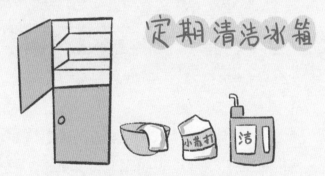

由于冰箱是储存食物的地方，所以清洗冰箱的时候，不要选择刺激性过强的清洗剂，小苏打是不错的选择。取一定量的

小苏打，用水溶化，就可以用棉布蘸着将冰箱里里外外擦干净。使用洗洁精擦拭冰箱，当然也是可以的，只是要注意把泡沫彻底擦干净。

6 粪便移植，根本不是你想象的那样

很多器官都可以移植，像肝脏移植、肾脏移植、骨髓移植，这些移植都是大众所熟悉的，而且移植技术也较成熟。但有一种移植，很多人并不了解，那就是粪便移植。

粪便移植不是把大便直接移植到别人的身体里。准确地来说，粪便移植，其实移植的是粪便中的微生态菌群。

所以目前医学界对粪便移植的标准定义是，将健康人体粪便中的微生态菌群移植到患者肠道内，以帮助其重建具有正常功能的肠道菌群，从而达到治疗疾病的目的。

粪便移植的历史

粪便移植虽然是一个崭新的概念，但是我国早在 1700 年前就有相关的文字记录，东晋时期，名医葛洪就在《肘后备急方》中记载了用粪液对食物中毒及腹泻患者进行治疗的方法，文中清晰地记录了使用这种方法的治疗效果，"饮粪汁一升，即活"。到了明代，在李时珍所著的《本草纲目》里，同样记录了用人粪治疗疾病的方法。但是由于过去医学的局限性，使得这些名医并没有弄清，到底是粪便里的什么物质发挥了作用。

到了现代，随着医学的日益发展，科学家们终于揭开了粪便治病的庐山真面目，其实主要在于粪便中的微生态菌群。于是崭新的粪便移植概念形成了，1958 年国外首例粪便移植获得成功，通过粪便移植，治愈了 4 例对万古霉素治疗无效的伪膜性肠炎患者。

之后，粪便移植越来越受到重视，越多越多的粪便移植开始用于治疗艰难梭菌感染导致的伪膜性肠炎，这种肠炎有一个很大的特点，就是肠道菌群严重失调，粪便移植通过修复严重受创的肠道菌群，从而达到抑制有害细菌，治疗疾病的目的。

2013 年，粪便移植技术被《自然》杂志评为人类年度十大科学进展之一，并且得到了美国食品和药品监督管理局（FDA）的认可，宣布可将人类粪便作为药物使用和监管。

粪便移植安全吗

粪便移植一直是医学研究的热门课题，正是因为医生丰富的想象力和大胆的创造力，才使得这项技术越来越成熟，应用范围也越来越广，但是也有很多人质疑，粪便移植真的安全吗？

虽然美国 FDA 宣布可将人类粪便作为药物使用和监管，但是它的临床适应证却只是艰难梭菌感染。除此之外，没有足够的证据来证明粪便移植能够用于治疗其他胃肠道或非胃肠道疾病。

医生之所以如此小心翼翼，是因为粪便移植中的微生物群，并没有被逐个提取，粪便移植不是移植哪一种细菌，而是移植整个粪便中的所有微生物群。这些微生物群里不光有益生菌，还有有害菌和中性菌，所以，粪便移植带来的最大安全隐患就是致病微生物的感染。虽然粪便移植总体上是安全的，但一旦出现不良反应，后果可能会非常严重。

粪便移植的历史

医学有限

我国1700年前就有利用粪便治病的文字记录

现代研究 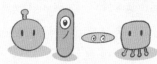 粪便中的微生态菌群
发挥作用

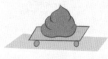 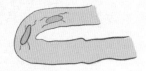

开始用于治疗伪膜性肠炎

2013年FDA宣布
可将人类粪便作为

药物使用和监管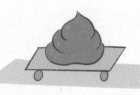

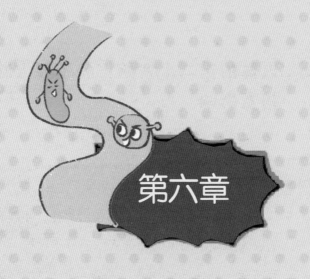

第六章

肠病常治：

保护好人体的第二个大脑

1 人体的第二个大脑，肠子和大脑如何相互影响

30 岁的晓榕在一家上市公司工作，年薪百万的她，是家人和同事眼里的女强人，但就是这样一名女强人，却饱受一种疾病的困扰，那就是肠易激综合征。在整整 2 年的时间里，因为反复腹痛和便秘，晓榕已经来到消化内科门诊很多次了。

很多人不知道什么是肠易激综合征，按照字面上的意思，是不是说肠子更容易激动呢？

事实上，肠易激综合征并不是一种器质性疾病，虽然很多患者存在腹痛、腹胀、便秘和腹泻，但是经过各式各样的检查，往往发现不了器质性病变，它既不是大肠癌，也不是炎症性肠病，更不是肠结核，它的发病机制是一种看不到摸不着的神秘存在。

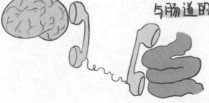

脑肠轴是中枢神经系统
与肠道的双向调节轴

便秘型　腹泻型　混合型

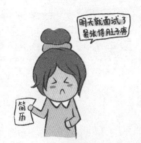

明天就面试了
紧张得肚子痛

简历

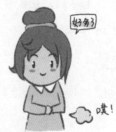

好多了

噗!

明显的焦虑、抑郁、失眠等
很有可能是肠易激综合征

自我调整同样重要

5-羟色胺

能让人感到愉悦

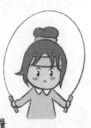

适当使用一些抗抑郁的药物
提高5-羟色胺神经递质的含量

肠子是人体的第二个大脑

肠易激综合征患者由于长期饱受各种症状的困扰，使得他们往往特别苦恼，蹲在厕所里，肚子痛得不行，想解大便又解不出，或者一天要往厕所跑很多趟，解出的全是水样便，无论是前者还是后者，都很痛苦。

反复受这些症状的困扰，肠易激综合征的患者很容易有着不同程度的精神心理障碍，他们要么焦虑，要么抑郁。但是，越烦恼，越焦虑，越抑郁，自己腹部不适的症状就会越明显，这似乎是陷入了一个恶性循环。

之所以出现这样的恶性循环，是因为肠道是人体的第二个"大脑"，肠道里存在丰富的肠神经。有研究发现，肠道里的神经节细胞，数量甚至超过 1 亿个，如此丰富的肠神经，可想而知，一旦肠道里有什么风吹草动，很快就会草木皆兵，本来可能是很小的变化，但经过肠神经这么一放大，患者就会感到明显的不适，医学上管这种状态叫作内脏高敏感。

肠子和大脑如何相互影响

肠道是人体的第二个"大脑"，而中枢神经系统则是人体的超级大脑，两个"大脑"之间借助无数看不见摸不着的致密网络有着千丝万缕的联系。随着时间的推移，科学家们逐渐揭开了谜团，发现两个"大脑"之间，其实有一个脑肠轴。

脑肠轴是中枢神经系统与肠道相互作用的双向调节轴，让它们息息相关。

如果一个人的中枢神经系统出现功能异常，长期处于抑郁和焦虑中，那么，通过脑肠轴，这些不健康的情绪很快会引起内脏高敏感或胃肠道动力异常。反过来，胃肠道的各种不适，也会通过脑肠轴，反过来作用于中枢神经系统，更易引起情绪和行为的异常。

几乎所有的肠易激综合征的患者都会出现不同程度的腹痛，疼痛的部位多位于左下腹或下腹部，不过疼痛往往能在排便或排气后缓解。除了会引起腹痛，肠易激综合征还会引起大便的改变，有些患者是腹泻，有些患者是便秘，有些患者则是便秘与腹泻相交替，按照大便的异常，医生又将肠易激综合征分为便秘型、腹泻型和混合型。

所以，如果你出现了上述症状，而且相关检查没有发现任何器质性病变，与此同时，你还伴有明显的焦虑、抑郁、紧张、担心、失眠等，那么你很有可能是得了肠易激综合征。

如何治疗和预防肠易激综合征

很多肠易激综合征的患者感觉自己得了严重的肠道疾病，很多人反复到医院检查，即使医生明确告诉他，他的肠道没有严重的器质性病变，但他还是不放心，表现为紧张、焦虑甚至是抑郁。

由于脑肠轴在其中发挥着关键的作用，所以如果不治疗神经功能的紊乱，患者的种种症状也不会缓解，对于伴有明显焦虑或抑郁的患者，医生会适当使用一些抗焦虑或抗抑郁的药物。这些药物通过提高5-羟色胺神经递质的含量，促使人产生愉悦情绪。

研究发现，女性合成5-羟色胺的速度比男性更慢，所以女性相对于男性，其实更易罹患抑郁症。随着年龄的增长，5-羟色胺的数量会减少，所以年龄越大，罹患抑郁症的风险也越大。

药物是一把"双刃剑"，这些药物虽然能缓解患者的不良情绪，可也会引起心动过速、低血压、口干、便秘、头晕等。由于存在不良反应，很多患者可能无法坚持服用，甚至是吃几天停几天。没有规律服药，也是导致肠易激综合征反复发作，难以控制的重要因素。

除了抗抑郁药物以外，自我调整同样重要。

①学会正确释放压力。不妨选择一些健康的运动方式，比如健身、游泳、慢跑。

除了运动以外，练习书法、绘画、舞蹈等都是不错的释放方式。

②养成规律的生活习惯，特别是年轻人，切忌熬夜。长期

熬夜的人，更易失眠和焦虑。

③可以考虑中医调理，但一定要咨询正规医院的专业中医。

④西医对症治疗，如果你是属于腹泻型的肠易激综合征，可以考虑服用止泻药或益生菌制剂，对缓解腹泻有一定帮助；如果你属于便秘型，则按照治疗功能性便秘的方法，多喝水、多运动、多吃富含膳食纤维的食物，严重的可以考虑服用泻药；对于腹痛明显的患者，可以考虑使用解痉药物，但是这些药物只能对症，并不能解决根本问题，也不宜长期服用。

⑤心理治疗。自我调节无效的可以咨询专业的心理医生，像心理治疗、催眠疗法其实都是不错的选择。

2 肠胃过敏，一种特殊的胃肠炎

突然出现腹痛、腹泻、呕吐，很多人的第一反应，一定是吃坏了东西，导致了急性胃肠炎。但是对于30岁的李女士来说，一切并没有这么简单，用她的话说，以为是小问题，觉得到诊所输两天液就好了，但没想到，治疗后，李女士的症状不仅没有好转，反而越来越严重了。诊所医生见情况不对，建议李女士到上级医院看看。

事实上，急性胃肠炎基本上不进行治疗，过几天也能慢慢好转，看来，是另有真凶了。抽血检查很快发现了异常，血常规显示，李女士血液里的嗜酸性粒细胞明显增多。

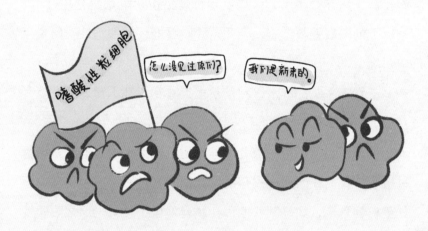

一种特殊的胃肠炎

嗜酸性粒细胞来源于髓系造血干细胞，它是白细胞的重要组成部分，具有吞噬作用，可以吞噬入侵的微生物。

嗜酸性粒细胞在过敏反应中也扮演着极其重要的角色，引起组织的损伤，促进炎症的发展。

嗜酸性粒细胞不仅可以存在于血液里，也可以存在其他的部位，如肺部和胃肠道。

于是，为了明确病因，医生又建议李女士做了胃肠镜检查，检查显示，李女士的胃肠黏膜均有明显的充血水肿，而且一些部位还形成了小溃疡。内镜医生特别细心，在正常和不正常的胃肠黏膜上均进行了多点活检，病检显示有大量的嗜酸性粒细胞浸润，在显微镜下，可以看到每高倍镜视野竟然有超过 100 个以上的嗜酸性粒细胞，至此，诊断嗜酸性粒细胞性胃肠炎就很明确了。

李女士一头的雾水，相信很多人看到了都不知道这究竟是一种怎样的疾病？

可如果说得通俗一点儿，你一定会恍然大悟，那就是肠胃过敏了，我们在前面说过嗜酸性粒细胞在过敏反应中扮演着极其重要的角色，如果某些原因让肠胃发生了过敏，那么嗜酸性粒细胞就很容易在这里聚集浸润，并不断促进炎症的发展，最终引起了组织的损伤。

当嗜酸性粒细胞性胃肠炎发生之后，患者就会出现一系列不适，其中最常见的是腹痛和腹泻，其次是恶心呕吐，也有一小部分患者会出现腹水。

食物过敏和嗜酸性粒细胞性胃肠炎

导致肠胃过敏的因素实在是太多了，但其中最重要的就是食物过敏，对于儿童来说，食物过敏的现象最常见，很多儿童对牛奶、羊奶、坚果、鸡蛋、鱼虾过敏，只要发生过敏，就可能会诱发嗜酸性粒细胞性胃肠炎，所以儿童也是可以罹患这种疾病的。很多时候，儿科医生习惯把这种疾病称为过敏性胃肠病，一旦儿童罹患这种疾病，不仅会有腹痛、腹泻和恶心呕吐等表现，还可能引起营养不良和生长发育迟缓，由于嗜酸性粒细胞性胃肠炎总是反复发作，所以这种疾病着实令很多父母和医生都头痛。

对于成人来说，食物过敏也容易发生，不同的人可能会对不同的食物有过敏。但总体来说，牛奶、羊奶、坚果、鸡蛋和鱼虾，这些同样是导致成人过敏的常见食物。

很多人认为过敏一定是很严重的反应，如出现呼吸困难和严重的皮疹。其实不一定，很多过敏仅仅表现为胃肠道反应，正如李女士，除了腹痛、腹泻和呕吐外，她并没有其他的不适。

"我从小就罹患过敏性鼻炎，对花粉过敏，所以家里根本不敢养任何花，但是对哪种食物过敏我并不知道。"李女士回忆，这段时间由于自己晚上睡眠不好，同事推荐她睡前喝点牛奶，听说牛奶具有安神的作用，李女士还说自己以前不喝牛奶，所以并不知道是否对牛奶过敏。

大量的研究发现，嗜酸性粒细胞性胃肠炎患者中，有50%左右有个人或家族哮喘史，过敏性鼻炎及食物过敏的病史。换句话说，有过敏体质的人，更易出现这种疾病，有过敏体质的人，在出现不明原因的消化道症状时，也要想到罹患这种疾病的可能，同时应该及时向医生提供过敏史，避免在检查和治疗上走太多弯路。

嗜酸性粒细胞性胃肠炎的抗过敏治疗

不同于普通的急性胃肠炎，既然嗜酸性粒细胞性胃肠炎是一种更特殊的胃肠炎，它属于过敏性疾病，所以抗过敏治疗非常重要。

抗过敏治疗又包括食物治疗和药物治疗，所谓的食物治疗，主要是从饮食中剔除过敏食物，从而规避过敏原，对于过敏反应严重的儿童和成人，从出现过敏的那一天开始，就应该牢牢记住导致过敏的食物，以后最好不要再碰，因为稍有疏忽，就可能导致危险的发生。

对于药物治疗，目前医学界推荐的治疗药物就是抗组胺药和糖皮质激素。像苯海拉明、异丙嗪、扑尔敏等都属于抗组胺药，抗组胺药之所以能用来抗过敏，是因为它能够对抗由组胺引起的过敏症状，抑制血管渗出、减轻组织水肿。但是使用时会有一些不良反应，如会引起嗜睡、疲倦、乏力、眩晕、头痛、口干、视力模糊、便秘、排尿困难等，为了减少这些不良反应，很多药企又研制出了新型的抗组胺药，如西替利嗪、氯雷他定、特非那定等。

至于糖皮质激素，种类就更多了，像泼尼松、甲泼尼松、倍他米松、丙酸倍氯米松、泼尼松龙、氢化可的松、地塞米松等都属于糖皮质激素，糖皮质激素之所以能用来抗过敏，是因为它能稳定肥大细胞，减少组胺的释放。但是激素是一把"双刃剑"，虽然在抗过敏治疗上疗效显著，但也存在一些不良反应，长期使用会降低免疫力、导致股骨头坏死，甚至引起满月脸和水牛背。

所以目前使用糖皮质激素，往往都是短期使用，患者症状缓解后，逐渐把激素减量，最后停药观察，这个过程可能要2～3个月。

脱敏疗法有效吗

要提醒大家的是，无论是使用抗组胺药还是使用糖皮质激素，都不能从根本上彻底阻止组胺的产生，而且长期用药，存在诸多风险。

为了治疗过敏，医生想出了很多方法，比如，很多医院都在开展脱敏疗法。

很多人不懂什么是脱敏疗法，比如，很多人对鸡蛋过敏，找到过敏原后，通过特殊的手段将过敏原制成不同浓度的制剂，这叫脱敏液。将脱敏液反复给过敏者进行皮下注射，剂量由小到大，浓度由低到高，逐渐诱导患者耐受该过敏原而不产生过敏反应，这就是我们所说的脱敏治疗。

脱敏治疗虽然大大改善了过敏人群的生活质量，但是治疗的周期特别长，因为要从小剂量开始刺激，不能急于求成，见效也会比较慢，常常需要 2 ～ 3 年的时间，很多时候会出现治疗失败，甚至治疗过程中出现严重的不良反应，如发生过敏性休克。

鉴于脱敏治疗存在一定的风险，目前脱敏疗法主要针对成人。

很多人对脱敏疗法存在误解，认为脱敏疗法能够彻底治愈过敏性疾病，其实这是不对的。脱敏疗法的目的是减轻症状、缩短发作时间及减少用药量，和其他抗过敏药物一样，它并不能从根本上解决过敏问题，很多人天生属于过敏体质，这种体质是无法在后天彻底改变的。

益生菌可以用来治疗嗜酸性粒细胞性胃肠炎吗

很多人认为益生菌能够用来抗过敏，这是因为如果肠道菌群失调，食物很难被消化吸收，食物里的一些致敏成分就可能诱发过敏反应，益生菌通过调节肠道菌群，降低过敏原特异性 IgE 和 Th2 细胞因子的分泌，从而减轻过敏反应，改善过敏的表现。

　　但是要提醒大家的是，益生菌在治疗过敏性疾病方面的效果还没有被完全证实，缺少足够的依据。另外，即使益生菌可以用来抗过敏，但是它和抗组胺药及糖皮质激素相同，停用之后，一旦接触致敏食物，就会诱发新的过敏反应。

3 肠子缺血，年龄越大发生率越高，要提前预防

2 天前突然出现腹痛和便血，老周以为自己是得了大肠癌。但是通过检查，发现他所罹患的其实是缺血性肠病。

很多人能够理解心肌缺血、脑缺血，但是唯独不能理解肠子缺血，造成这种局面的主要原因在于，前两种是医学上的常见病，而后者则非常少见。并不是所有的缺血性肠病都一定会导致肠坏死，但是缺血越严重，越容易增加坏死的风险。

肠子缺血的本质

脑缺血和心肌缺血，其实就是脑血管和心血管出现了病变，导致血液供应不足。肠子缺血，也是因为

肠子的血管出现了病变，导致了血液供应不足。

　　肠缺血使肠黏膜出现水肿，肠黏膜由正常的鲜红色变成暗红色，甚至有点儿发黑，在肠镜下观察，医生还会发现缺血部位的肠黏膜、血管网也消失了。

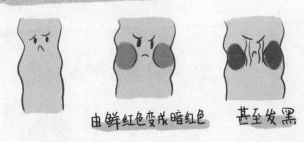

肠缺血让肠黏膜出现水肿

由鲜红色变成暗红色　　甚至发黑

　　每一个人的肠子里都含有大量的细菌，有益生菌，可是也存在有害菌和中性菌，随着肠子缺血的加重，肠黏膜的防御能力也会降低，这就好比一个国家没有了防空系统，面对入侵的敌机，只能任其轰炸了。当肠黏膜的防线失守的时候，致病菌很容易入侵肠壁，导致急性炎症的发生，甚至出现肠坏死、穿孔和感染性休克。

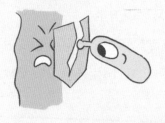

肠黏膜的防御力降低

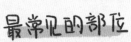

最常见的部位

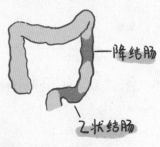

降结肠

乙状结肠

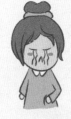

疼痛的部位集中在左下腹

感染性休克

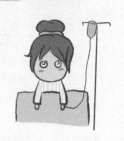

为什么肠子会缺血

　　年龄越大，出现肠子缺血的风险越高，这是因为随着年龄的增长，很多人出现了冠心病、高血压、脑梗死和糖尿病等基础疾病，而动脉粥样硬化常常与这些疾病相伴随。

　　动脉一旦发生粥样硬化，往往是全身性的，对于这些有基础疾病的老人，供应肠壁血液的动脉发生粥样硬化的风险同样很高。

动脉粥样硬化越严重，血管越狭窄，肠子缺血发生的风险自然就越高。

肠子缺血会有哪些表现

不同的患者表现不同，轻重不一，但是典型的表现常常是腹痛、腹泻和便血。

虽然整个结肠都可能出现缺血，但是最常见的部位还是左半结肠，这里主要包括乙状结肠和降结肠，一旦这些部位缺血，疼痛的部位就会集中在左下腹。

肠道所产生的大便，常常又是聚集在乙状结肠和降结肠，这里又是各种细菌喜欢居住的地方，所以这里的肠管发生缺血，危险系数会更高。

肠子缺血，最怕的就是肠坏死导致肠穿孔。肠壁上一旦有孔，肠道里的粪便、细菌、肠液就会通过这个孔流到腹腔里去。结果可想而知，不仅会引起严重的腹膜炎，还会导致更加严重的感染，很多患者因此出现败血症，甚至感染性休克。

如何预防肠子缺血

由于动脉粥样硬化是发生肠子缺血的基础，所以预防肠子缺血，一定要积极预防动脉粥样硬化。

①对于有糖尿病和高血压的人群，一定要积极控制好血糖和血压。

②控制饮食。为了降低肠子缺血发生的风险，我们不仅要低盐、低脂饮食，还要避免进食太多辛辣刺激性食物，多吃新鲜的蔬菜和水果，多喝水，保持大便通畅。

③合理安排工作和生活。生活作息有规律，不要熬夜，保证足够的睡眠，保持好的心态，避免情绪的激动，这样才能让你的血糖和血压更稳定，才更有利于预防动脉粥样硬化。

④适当进行运动。肥胖的人群更易发生肠子缺血，是因为肥胖的人更易罹患三高。对于肥胖人群，不仅要管住嘴，还要迈开腿，适当运动能够促进血液循环，降低血脂。

⑤戒烟戒酒。长期吸烟和酗酒的人，更易罹患动脉粥样硬化，而且吸烟和酗酒的时间越长，动脉粥样硬化可能越严重。

不要忽视肠子缺血，由于是动脉粥样硬化所致，这种血管病变无法逆转，所以肠子缺血常常难以治愈，很多患者长期饱受肠子慢性缺血的困扰，只要一进食就腹痛。时间长了，逐渐发展为害怕进食、限制进食，人也越来越消瘦。所以保护血管，不仅仅是保护我们的心脏，保护我们的大脑，其实也是在保护我们的肠管，保护我们的消化道。

得了这种治不好的肠病，究竟该怎么办

才25岁，就被确诊为克罗恩病，去很多医院看过，也吃了不少药，但症状反反复复发作，病情始终没有得到很好的控制，小李说，他快要崩溃了。

过去，人们不重视克罗恩病，是因为它的发病率低。但是近几十年来，全世界克罗恩病的发病率都在持续增高。

看门诊的时候，我经常能碰到像小李这样的克罗恩病患者，他们往往都很年轻，虽然克罗恩病可发生于任何年龄，但是15～35岁的年轻患者发病风险会更高，而且男女发病率也未见明显差别。

克罗恩病究竟是怎样的一种肠病

克罗恩病属于炎症性肠病的一种类型，是一种长期的慢性炎症。它的典型表现就是慢性炎性肉芽肿，最易伤害的部位是回肠末端和邻近结肠，并非弥漫性病变，而是呈现特有的节段性分布。

一旦罹患克罗恩病，大多数患者会出现腹痛，由于回肠末端和邻近的结肠往往在右下腹，所以患者常常感到右下腹或耻骨上方有明显的疼痛，疼痛在进食后加重，排便后往往能缓解。

除了腹痛以外，很多克罗恩病患者还会出现腹泻，疾病不严重的时候腹泻可能时好时坏。随着病情不断加重，腹泻就可能发展为持续性的，但是克罗恩病引起的腹泻，大便往往像稀糊一样，一般没有脓血和黏液。

如果没有及时发现克罗恩病，也没有及时治疗，随着病情的进一步发展，炎症导致肠腔越来越狭窄，最终就会引起肠梗阻的发生。有些患者炎症严重，病变穿透了肠壁，还很容易形成瘘管，肠道里的粪便和气体往往可以通过瘘管排出，形成严重的感染，释放出特殊的恶臭味。

长期的肠道慢性炎症，会导致患者营养不良，所以大多数没有控制病情的克罗恩病患者，往往都是瘦骨嶙峋。

哪些因素会诱发克罗恩病

很多年轻患者在出现异常症状的时候，往往不重视，或是做了很多检查，依然未查明病因，克罗恩病躲在阴暗的角落里一边扬扬得意，一边释放着可怕的炎症毒素。

　　饮食、熬夜、吸烟、精神压力、缺少运动、遗传、感染、免疫等都是导致克罗恩病的重要因素，所以目前医学界普遍认为，克罗恩病是多因素共同作用的结果。举个例子，一个年轻人长期吸烟，而且不注意保持健康的饮食习惯，喜欢吃油炸、烧烤、辛辣刺激性食物，不吃蔬菜和水果，这些坏习惯更易导致肠道微生物菌群失调，异常的免疫反应彻底击垮了肠黏膜的屏障，最终就导致了反复发作和迁延不愈的炎症性肠病。

得了克罗恩病，究竟该如何治疗和预防

　　如果来总结一下克罗恩病，很容易发现它的一些典型特征，好发于存在不健康生活习惯的年轻人，有一定的家族遗传倾向，多见于回肠末端和邻近结肠，病变呈节段性或跳跃性分布，可引起肠壁变厚、肠腔狭窄和肠壁穿透。

　　鉴于克罗恩病的这些特点，就决定了它不是一般的肠炎。糟糕的是，在疾病早期，克罗恩病还是一个潜伏高手，它容易被误诊为肠结核、急性阑尾炎、恶性淋巴瘤、溃疡性结肠炎以及其他一些感染性肠病，所以很多患者在确诊和治疗道路上走了不少弯路。

　　到目前为止，医学界也没有找到一种特效的方式来治愈克

罗恩病，所以一旦确诊克罗恩病，往往是反复发作、反复治疗，在漫长的时间里，患者也承受了巨大的痛苦。

总体来说，免疫抑制剂、糖皮质激素、抗生素、生物制剂、益生菌等都是治疗克罗恩病的方式，但是药物治疗，只能缓解，无法治愈，停药后很容易复发，这也是很多患者苦恼的地方。

对于严重的克罗恩病患者，比如，形成了完全性肠梗阻，出现了瘘管、急性穿孔、大出血、癌变，这个时候就需要外科手术的干预，但是即使切除了病变的肠管，克罗恩病依然会复发。

虽然克罗恩病不是绝症，但是罹患这种疾病同样很糟糕。既然无法治愈它，最好的方法就是预防，遗传因素你无法干预，可是后天不健康的生活方式，你却完全可以避免。

由于克罗恩病的发病年龄很早，所以要想预防它，从年轻的时候就应该保持健康的生活方式。

①保持健康饮食，平时注意保持营养均衡，注意补充富含优质蛋白质的食物，如瘦肉、豆制品、牛奶、鸡蛋等，同时要养成爱吃蔬菜、水果和粗粮的好习惯，因为这些食物能为我们提供丰富的膳食纤维，更有利于肠道健康。

②吸烟越早，罹患克罗恩病的风险越高，吸烟，伤害的不仅仅是肺，还有我们的肠胃。

③少玩电子产品，少熬夜，规律的作息才能提高免疫力。

④不要给年轻人太大的压力，年轻人也应该学会释放压力。肠胃是人体的第二个大脑，太大的压力，很容易导致我们的肠道功能紊乱。很多年轻人释放压力的方式不对，如熬夜去酒吧。释放压力，我们要选择一些更为健康的方式，如户外运动、听舒缓的音乐、和家人倾诉内心的苦闷、和朋友去看一场可以让你大笑的电影，你会发现这样做，心情瞬间会好很多。

克罗恩病

诱发因素

饮食　　熬夜　　抽烟　　精神压力

压力

典型特征

不健康

生活习惯　　遗传　　腹痛腹泻

模糊

肠壁变厚　　肠壁穿透

预防和治疗

无法治愈,
最好的办法就是预防

5　这种折磨人的肠病，究竟该如何治疗

22 岁的小菊已经是第 6 次到门诊找我看病了，自从被确诊溃疡性结肠炎以来，她几乎每 3 个月就会来复诊一次，这一次复诊，我告诉小菊，她的病情依然很稳定。只要坚持规范的治疗，保持良好的生活习惯，事实上溃疡性结肠炎并没那么可怕。

溃疡性结肠炎的庐山真面目

医生通过肠镜检查往往能发现溃疡性结肠炎的庐山真面目，它导致的病变呈连续性、弥漫性分布。从直肠开始一直向上，严重的患者全部结肠甚至回肠末端都可以看到这些病变，病变的位置往往游散在溃疡和弥漫性糜烂处，甚至有脓性分泌物附着。

溃疡性结肠炎可以发生于任何年龄，但是主要见

于 20 ～ 40 岁的青壮年。

相对于普通的结肠炎，溃疡性结肠炎更难治疗，治疗过程更复杂，严重的患者常常预后不良。

溃疡性结肠炎的主要表现是什么

反复发作的腹泻、黏液脓血便和腹痛是溃疡性结肠炎最常见的三大表现，但是不同的人的表现可能有所不同。反复发作也体现了溃疡性结肠炎是一种难以治愈的慢性疾病，甚至可以这么理解，它具有终身复发倾向。

更糟糕的是，随着时间的推移，溃疡性结肠炎还会导致一系列更为严重的并发症，如中毒性巨结肠。此时的结肠膨胀得像是一个热气球，肠道里充满了肠内容物和气体，随着肠内压力的不断增加，急剧膨胀的结肠，就会出现肠壁的撕裂，引起急性肠穿孔的发生。

还有些溃疡性结肠炎的患者，从很年轻的时候就发病，病程持续的时间甚至超过了 20 年，这时溃疡性结肠炎不再安分守己，肠黏膜癌变的风险也会大大升高。数据显示，病程超过 20 年的溃疡性结肠炎患者，发生结肠癌的风险是正常人的 10 ～ 15 倍。

溃疡性结肠炎的病因

之所以把溃疡性结肠炎和克罗恩病并列在一起称为炎症性肠病，是因为它们在病因上有太多的相似点，在炎症性肠病家族里，它们是亲兄弟。

饮食、吸烟、卫生条件、生活方式、遗传、感染、免疫、精神因素等都是溃疡性结肠炎的致病因素，由于病因复杂，使得溃疡性结肠炎的治疗更是难上加难。

如何治疗溃疡性结肠炎

很多人把溃疡性结肠炎认为是不死的癌症，因为它根本无法治愈，确诊后一般需要终生服药。

由于溃疡性结肠炎无法治愈，所以坚持服药和定期随访对于患者来说至关重要，很多患者症状缓解的时候就擅自停药，症状复发又再用药，如此反复，反而不利于病情的控制。

另外，注意休息、避免心理压力过大、不吃辛辣刺激性食物、注意饮食卫生、戒烟戒酒等健康的生活方式，对于溃疡性结肠炎疾病的控制也大有帮助。

溃疡性结肠炎的主要表现

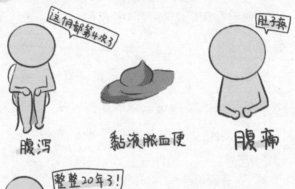

腹泻　　　　黏液脓血便　　　　腹痛

病程持续时间超过20年

溃疡性结肠炎和克罗恩病

6 得了乳糜泻，是要和面食说拜拜吗

一吃面食就腹泻，到医院检查后，最终被确诊为乳糜泻。难道这辈子都不能再吃面食了？作为一个北方人，这该是多么痛苦的一件事。

其实，乳糜泻，准确地来说，并非是对面食过敏。如果你对"乳糜泻"这个词比较陌生，那么说到下面这个名字时，你可能有所耳闻，那就是麦胶性肠病。

什么是麦胶？那就是面筋。面筋的主要成分是蛋白质，所以麦胶性肠病，其实就是摄入麦胶蛋白后诱发的以小肠受累为主的系统性自身免疫性疾病。

由此可见，乳糜泻的庐山真面目，其实是麦胶蛋白诱发的自身免疫性疾病，自身免疫性疾病和过敏完全是两回事。

乳糜泻常常会引起哪些症状

乳糜泻可以发生于任何年龄，但是它发病的高峰阶段是儿童期与青年期，儿童期和青年期正是生长发育的关键时刻，乳糜泻的出现，很容易导致生长发育迟缓。

除了最常见的腹泻之外，乳糜泻还常常引起一些不典型的表现，比如，会引起疱疹性皮炎、牙釉质的萎缩、异常的关节炎和关节疼痛。除此之外，一小部分患者还会出现肝功能异常、骨质疏松和神经障碍，对于有些乳糜泻的女性患者，还会出现反复流产等生育力降低的现象。

乳糜泻更令人头痛的是，有些患者症状很明显，如一进食小麦就出现腹泻，但有些患者却根本没有腹泻，只是出现不明原因的贫血、容易疲劳、骨密度下降等，仅凭这些症状，就更难想到是乳糜泻了。

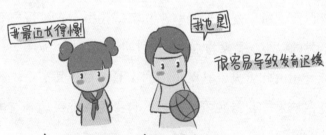

高峰阶段是儿童期与青年期

如何确诊乳糜泻

小肠活检是诊断乳糜泻的金标准, 也可以通过抽血检查抗麦胶蛋白的抗体水平, 帮助诊断乳糜泻。

乳糜泻和小麦过敏, 两种完全不同的疾病

很多人容易将乳糜泻认为是小麦过敏。事实上, 这是两种完全不同的疾病, 乳糜泻是一种自身免疫性疾病, 它和类风湿关节炎、系统性红斑狼疮等自身免疫性疾病相似, 而小麦过敏则是属于典型的过敏性疾病。

过敏性疾病的一个典型特点就是发病快, 往往在进食小麦后数分钟的时间里就会出现一系列异常表现, 这些异常的表现

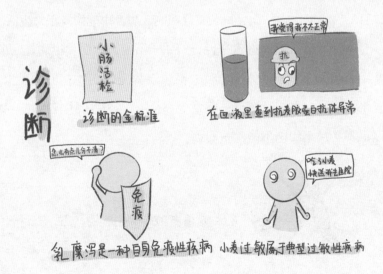

不仅仅表现在胃肠道，还表现在呼吸系统和皮肤，如出现呼吸困难、皮肤荨麻疹，更严重的还会出现过敏性休克。

为了更好地鉴别这两种疾病，我们还需要进行皮肤划痕实验，这是判断是不是过敏反应的一个常用试验。

如何治疗乳糜泻

乳糜泻是一种终身性疾病，是无法治愈的。很多人携带乳糜泻的易感基因，以目前的科学水平，也无法改变这些易感基因的存在。

虽然无法治愈，但乳糜泻其实也没有那么恐怖，乳糜泻患者，只有进食大麦、小麦、燕麦、黑麦等谷物后才出现异常症状，所以干脆就不吃这些含有麦胶蛋白的谷物。经过严格的无麦胶蛋白饮食后，乳糜泻往往能够得到有效控制，患者也能恢复正常生活。

对于很多面食爱好者来说，一辈子不能进食面食很痛苦。事实上，虽然不能吃大麦、小麦、燕麦、黑麦等谷物，但是大米、玉米、小米、藜麦、黄豆、蔬菜等都是可以替代上述谷物的，所以也不必过于纠结不能再吃面食。

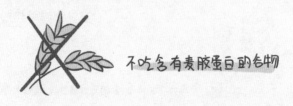

不吃含有麦胶蛋白的食物

7 一喝牛奶就腹泻，还能喝牛奶吗

一喝牛奶就腹泻，以为是过敏，可是到医院检查后，却被医生告知，是乳糖不耐受。

35 岁的小夏问我："医生，这种病不是儿童才会得吗，我都 35 岁了，为什么还会出现？"

事实上，乳糖不耐受，并不是一种罕见病，数据显示，乳糖不耐受普遍存在，全世界大约 70% 的人存在不同程度的乳糖不耐受。之所以会出现乳糖不耐受，是因为身体里的乳糖酶活性降低，甚至是缺失，这才导致乳糖吸收不良。

乳糖酶究竟是哪里产生的呢

乳糖酶不同于其他的消化酶，它是小肠绒毛产生的。如果小肠绒毛不再产生乳糖酶，进入小肠的乳糖就无法被分解。大量的乳糖只能继续挥师南下，很快就抵达了结肠。结肠里存在大量的细菌，乳糖在这些细菌的作用下，发酵生成气体，大量的气体会导致腹胀的发生，未分解的乳糖还导致流入肠道的水分增加，大量的水分让大便的体积膨胀，刺激肠壁，反射性引起肠蠕动，就会导致腹泻的发生。

乳糖不耐受，最常出现的两种症状就是腹胀和腹泻。相对于儿童，成人出现乳糖不耐受的风险更高，乳糖酶的产生受基因调控，随着年龄的增长，乳糖酶进行性减少，导致很多人儿童时期并没有乳糖不耐受，但随着年龄的增长，乳糖不耐受的症状才开始越来越明显。

乳糖不耐受，是不是不能再喝牛奶了

很多人小肠里的乳糖，只是数量减少而已，并不是完全没有，乳糖酶的数量减少，意味着不能分解太多的乳糖，但并不意味着所有的乳糖都不能分解。

有些人只有在大量喝牛奶的时候才会出现乳糖不耐受，而少量饮用，则完全没有问题。所以，对于乳糖不耐受的人群，可以从少量饮用牛奶开始，逐渐增加，看看究竟喝多大量自己才会出现腹胀和腹泻，找到一个适合自己的量，这样不仅可以继续喝牛奶，而且依然可以喝得很好。

对于一些乳糖不耐受严重的人群，也并非所有的牛奶都不能再喝，因为目前市面上有很多经过特殊加工的低乳糖或者无乳糖的牛奶，也有很多低乳糖的酸奶，选择这些乳制品，乳糖不耐受发生的风险自然能大大降低，产生的症状也会明显减轻。

如何治疗乳糖不耐受

对于小肠的各种感染性疾病，如克罗恩病等导致的继发性乳糖酶缺乏，及时治疗原发病就是最好的治疗方式，因为经过积极的治疗，乳糖酶往往会很快恢复。

可是对于先天性乳糖酶缺乏，或者成人原发性乳糖酶缺乏，医生就没有什么特效的方法了，既没办法采取外科手术，也没办法从根本上解决基因调控。

在药物选择方面，益生菌是不错的选择，益生菌虽然也属于肠道细菌，但是像双歧杆菌和乳酸杆菌，它们在分解乳糖的时候只产酸不产气，这样就能减轻乳糖不耐受的症状，但不能完全避免。

乳糖酶是可以选择的，目前乳糖酶主要分为酸性乳糖酶和中性乳糖酶。酸性乳糖酶安全性比较高，耐胃酸，可直接食用。但是中性乳糖酶不耐胃酸，直接食用容易被胃酸破坏，需要提前与乳制品冲调好并放置 15～30 分钟，直到乳糖全部分解方可食用。由于不同的乳糖酶服用的方法不同，服用的时间和剂量也不同，在决定使用时应该提前咨询医生。

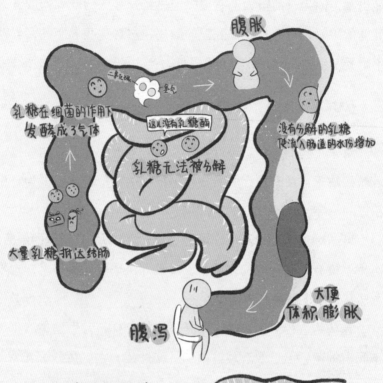

腹胀

乳糖在细菌的作用下
发酵成了气体

二氧化碳

这儿没有乳糖酶

乳糖无法被分解

没有分解的乳糖
便流入肠道的水份增加

大量乳糖抵达结肠

腹泻

大便
体积膨胀

乳糖酶数量减少
≠ 完全没有

还有我这个漏网

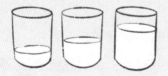

乳糖不耐受人群
可少量饮用牛奶 逐渐增加
找到自己的量

8　腹泻一定要用药吗

　　突然就出现腹泻了，该怎么办？在出现第一次腹泻的时候，很多人的反应就是，清清肠排排毒，何尝不是一件好事呢？但这种自我安慰，很快被接二连三的腹泻瞬间击碎。

　　绝大多数人会毫不犹豫地选择去药店或诊所，形形色色的抗生素、抗病毒药物、止泻药物、益生菌，甚至是胃药，都成了治疗腹泻的常用药。吃这么多药，腹泻就能好吗？

急性腹泻是选择抗病毒药物还是抗生素

　　3周以内的腹泻为急性腹泻，急性腹泻最常见的原因就是病毒感染，其次是细菌感染。对于单纯的病毒感染，使用抗生素不仅没有指征，反而会加重腹泻，

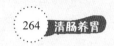

因为抗生素杀死了肠道里的益生菌，造成菌群失调。

只有细菌感染引起的急性腹泻，使用抗生素才有指征，但这需要专业医生的诊断。

对于病毒感染引起的腹泻，很多人习惯使用抗病毒药物，事实上，这也是画蛇添足。到目前为止，人类尚未找到一种特效的抗病毒药物，因为病毒具有超强的变异性。但幸运的是，病毒具有自限性，也就是说，你不管它，过几天依靠身体的免疫力，也能自行痊愈。

要不要选择止泻药物

很多人在出现腹泻的时候，第一反应就是赶紧止泻，事实上，感染性腹泻是不需要使用止泻药物的，因为大便中存在病毒或细菌，一味止泻，反而会让这些毒素停留在肠道里，痊愈的可能性更小。只有在严重的非感染性腹泻的时候，医生才推荐使用止泻药物。

值得注意的是，在服用止泻药物的时候，最好与其他的药物分开一段时间再服用，因为止泻药物不仅能吸附各种病原体，还会吸附药物，同时服用还有可能降低其他药物的疗效。

出现怎样的腹泻应该去看医生

①出现脱水的时候，应该及时看医生。因为腹泻的时候大

便里主要的成分是水，所以腹泻次数越多，排出的水越多，发生脱水的风险越高。如果腹泻的时候伴有明显的口渴、烦躁不安、皮肤失去弹性、眼睛凹陷、尿量减少、四肢冰冷、血压下降，你就要警惕你已经严重脱水了。

②腹泻的时候伴有高热，如果体温超过39℃，应该及时就医。因为腹泻的时候伴有高热，会导致脱水进一步加重，这可能带来更大的危险。

③腹泻的时候伴有黏液脓血便，应该重视，因为这往往提示并非普通的肠炎那么简单。

④腹泻的时候伴有黑便，需要警惕消化道出血。

⑤腹泻的时候出现反复发作的剧烈腹痛，而且疼痛一直没有缓解。

⑥腹泻持续的时间超过3天，依然没有丝毫缓解，随着腹泻时间的延长，出现脱水的风险更高，这个时候，也建议及时就医。

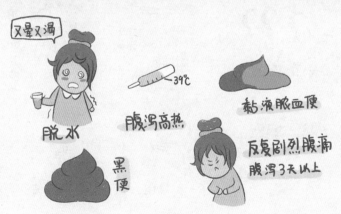

腹泻究竟要怎样治疗

对于腹泻患者来说，最重要的治疗，一是寻找病因治疗，二是补液，因为腹泻很容易导致脱水和电解质紊乱，及时补液，方能预防水、电解质紊乱带来的危险。医院和药店都有提供口服补液盐，如果腹泻得比较厉害，可以买一些来口服。

很多腹泻患者有这样错误的理解，认为腹泻时要给肠道减负，就必须禁食，但是缺少了最基本的水、电解质和其他营养，会使肠黏膜屏障更加崩溃，腹泻反而会愈演愈烈。在腹泻的时候除了拒绝放置4个小时以上的食物、辛辣刺激性食物、高脂肪食物和碳酸饮料之外，其他的食物其实都是可以吃的。

长时间腹泻，会使免疫力下降，这个时候，一定要注意保暖，同时要注意个人卫生，防止细菌趁虚而入。

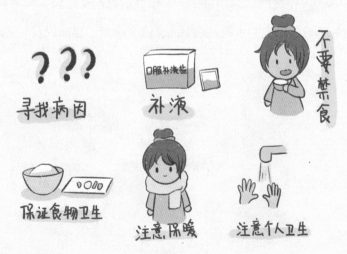

9　结肠上突然出现黑洞，究竟要不要治疗

作为消化科医生，每次碰到结肠憩室的患者，在解释这种疾病的时候，患者都难以理解。有时候我们不得不打个比方，如果把肠壁看成是一堵墙的话，那么憩室就是墙壁上突然出现的一个黑洞。当然，你还可以把结肠壁想象成宇宙，那么憩室就是宇宙里的黑洞。

把憩室比喻成黑洞，实在是太生动不过了，我们都知道黑洞的引力很大，哪怕是光都无法逃脱。对于结肠憩室来说，由于肠壁上突然多了这样的一个囊状结构，使得食物残渣或粪便特别容易停留在这里，随着时间的推移，小小的黑洞也可能会导致不适的发生。

结肠憩室是如何形成的

发生结肠憩室要满足两个条件，第一个条件是结肠壁很薄弱。第二个条件是肠道内的压力增加。这两个条件会让结肠黏膜经过薄弱缺损的部位向外突出，形成了类似黑洞的袋状物。

年轻人很少会出现结肠憩室，因为正值青壮年，以上两个条件常常都不满足，但是随着年龄不断增加，发生功能性便秘的风险增加，结肠憩室的发生率也开始不断升高。

不健康生活习惯的拥有者，更易罹患结肠憩室

生活习惯不同，也会导致结肠憩室的发病率不同。平时喜欢高脂肪饮食，很少进食蔬菜和水果，喝水很少，运动较少的人，由于更易罹患功能性便秘，也更易罹患结肠憩室。

相反，从年轻时就注意保持健康的生活习惯，到了45岁以后大便依然很正常，没有便秘的发生，这些人，罹患结肠憩室的风险会很低。

结肠憩室会有哪些危害

大多数时候，结肠憩室只是一个封闭的黑洞，有的是口小腔大，有的是口大腔小，时间长了，食物残渣和粪便就可能形成坚硬的粪石，卡在憩室入口的位置，导致引流不畅，此时感

染发生的可能性就很高了。

　　憩室内的感染，又称为憩室炎，如果炎症不断发展，还会导致化脓性病变，接下来，发生憩室穿孔的风险就会很高。如果出现憩室炎，则会表现为腹痛、腹泻和排便习惯改变。有些大憩室还会引起大出血的发生。

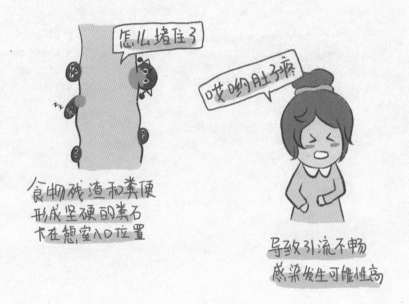

究竟要不要治疗

　　对于没有症状的结肠憩室，一般不需要治疗，所以对于很多肠镜检查意外发现结肠憩室的患者，不用过于担心，动态观察即可，一般建议 2 ～ 3 年复查一次肠镜。

可是对于已经发生了憩室炎、穿孔、出血或癌变的结肠憩室，则需要积极地治疗。对于单纯的憩室炎和少量的出血，内科保守治疗即可，可如果是严重的肠穿孔、出血不止、腹腔脓肿形成，抗炎治疗没有效果，就需要外科手术干预了。

10 体检发现大肠息肉，究竟要不要切除

　　体检的时候肠镜检查发现大肠息肉，这可把 55 岁的老向吓了一跳。现在网络发达了，老向在网络上一搜，得知发现了肠息肉后如果不处理，随着时间的推移，息肉很可能恶变，最终发展成大肠癌。

　　老向越想越害怕，于是赶紧挂了消化内科门诊号，寻求医生的帮助。

　　老向说，自己一切正常，食欲好，大小便正常，也没哪里不舒服，之所以做肠镜检查，是因为前不久一个亲戚查出了大肠癌，自己只是常规进行一次体检而已。

　　事实上，很多人都有老向这样的经历，只是做一次肠镜体检，结果就发现了大肠息肉。

肠道里为什么容易长息肉

大肠息肉是很常见的一种肠道病变，主要是指结直肠息肉，它是一种向肠腔突出的赘生物。

大量的研究资料显示，以下人群更易罹患大肠息肉。

①遗传。有一些特殊类型的大肠息肉，如家族性多发性腺瘤病，有一定的家族遗传倾向。

②长期不健康的饮食习惯。长期高脂肪饮食，缺少膳食纤维的摄入，会增加大肠息肉的发生风险。

③长期吸烟及酗酒，均能增加大肠息肉的发生风险。

④有肠道基础疾病。如有溃疡性结肠炎和克罗恩病的患者，更易罹患大肠息肉。

体检发现大肠息肉，究竟要不要切除

大多数时候，大肠息肉不会引起任何不适，它不痛不痒，只是在肠镜检查的时候意外被发现。

大肠息肉究竟要不要切除，关键是看它的病理学性质。按照病理学性质，大肠息肉分为腺瘤性息肉、炎性息肉和增生性息肉。腺瘤性息肉癌变的风险要远远超过炎性息肉和增生性息肉。

目前切除大肠息肉，主要通过微创方式，内镜下切除大肠息肉具有视野清晰、创伤小、疗效佳、恢复快等优势，所以目前被广泛用于大肠息肉的治疗，这种微创方式，并不会在体表留下明显的伤口。

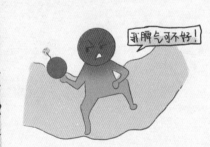

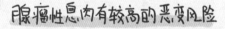

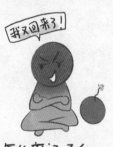

大肠息肉切除后，还会复发吗

研究报道，息肉摘除后 1 年内累计复发率为 38.1%，2 年内累计复发率为 78.2%。由此可见，大肠腺瘤性息肉不仅有一定的复发率，而且复发率还不低。

为了降低大肠息肉的复发率，即使切除了，也一定要保持健康的饮食习惯，注意补充蔬菜、水果和粗粮等富含膳食纤维的食物。同时还要戒烟戒酒。鉴于大肠息肉有复发倾向，定期复查就显得尤为重要，建议大肠息肉切除后，按照半年、一年、两年、五年的时间间隔定期到医院复查肠镜。

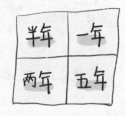

11　大肠癌会传染吗，遗传和传染可不是一回事

66 岁的老郑被确诊为大肠癌，平时一起下棋的老伙计们突然开始躲着他，去医院看他也是戴着帽子、口罩，全副武装。

之所以老伙计们如此紧张，都是道听途说，觉得老郑这种病会传染。

经过医生和家属们的解释，老伙计们终于打消了这种疑虑。

遗传和传染不是一回事

大肠癌不是传染病，它无法通过空气传播等方式传给其他人，但是它具有一定的遗传倾向。数据显示，大约 10% 的大肠癌与遗传有关。

大肠癌的遗传，主要与癌基因有关。每个人身体里都有属于自己的特立独行的癌基因，正是这些癌基因的突变，最终诱发了大肠癌，从这点来说，遗传和传染根本就不是一回事。

大肠癌的转移方式

大肠癌虽然不会传染给他人，但是，它却可以通过多种方式在身体内部发生转移。

大肠癌的第一种转移方式就是血行转移，癌细胞脱落到血管里，随着血液循环，抵达身体的其他部位，并定居下来，逐渐发展壮大，最终导致在其他的部位也出现了肿块，大肠癌通过血行最易转移的部位是肝脏，其次是肺部和骨骼。

大肠癌的第二种转移方式是淋巴结转移，在我们的身体里，淋巴结具有拦截和清除异物的能力。癌细胞侵犯了我们的淋巴结，导致淋巴结迅速增大，试图及时清除这些癌细胞，但无奈癌细胞的增殖速度太快，大大超过了淋巴结的清除能力，最终导致癌细胞未被完全清除，淋巴结也已经变得很大。所以对于不明原因出现淋巴结肿大的人群，要警惕癌症的发生。

大肠癌的第三种转移方式是直接蔓延，比如，横结肠比邻胃壁，癌细胞就可以直接蔓延到胃壁上，乙状结肠比邻膀胱、子宫、输尿管，癌细胞也可以蔓延到这些部位。

事实上，脱离了身体的癌细胞，就像离开了水的鱼，很快会缺氧死掉。癌细胞在身体内部能够兴风作浪，但是脱离了身体，它就渺小如尘埃，再退一万步，即使有个别的癌细胞拥有顽强的生命力，但是进入另一个人身体的时候，会瞬间被免疫系统识别清除。

所以，再强大的癌细胞，也不可能从一个人传给另外一个人。

究竟怎样做才能预防大肠癌

①调整饮食结构。少吃油腻食物，增加膳食纤维的摄入，更有利于预防大肠癌。

②坚持运动，不仅能促进胃肠蠕动，而且能增强免疫力，降低大肠癌的发生风险。

③戒烟。长期吸烟的人，发生大肠癌的癌前病变的风险会增高，及时戒烟有利于预防大肠癌。

④针对大肠癌的高危人群，及时进行肠镜检查，有助于筛查更多的癌前病变。年龄超过 45 岁，有大肠癌家族史，吸烟者，肥胖者，有胆囊手术史，血吸虫病史，长期精神压抑者，有多种不健康的饮食习惯，缺少运动，以上情况超过两个以上，即属于大肠癌的高危人群，应该尽早检查肠镜。

大肠癌的转移方式

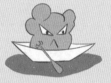

血行转移

随着血液循环

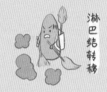

淋巴结转移

超过了淋巴结的清除能力

直接蔓延

脱离了身体的癌细胞很快就会死掉

不可能一个人传染给另一个人

怎样做才能预防大肠癌

调整饮食结构

菜谱
少油
膳食纤维

戒烟

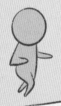

坚持运动

及时进行肠镜检查

12 体检发现肿瘤标志物升高，就是得了癌症吗

　　周先生体检发现肿瘤标志物升高，他寝食难安，犹豫再三后，周先生来到医院进行详细检查。

　　周先生在发现癌胚抗原升高后，第一时间上网查了一下，了解到这种肿瘤标志物与大肠癌的发病密切相关，再想到这段时间里自己大便的确不是特别规律，所以他就更紧张了。

癌胚抗原升高一定是大肠癌吗

　　癌胚抗原在人体的血清、乳汁、胸腹水及尿液、粪便等多种体液和排泄物中均可以检测出来。但是很多良性病变，如大肠息肉、溃疡性结肠炎、肝硬化、胰腺炎等也可以引起癌胚抗原升高。另外，长期吸烟的人群，癌胚抗原也有可能会升高。

不过，对于吸烟和良性病变导致的癌胚抗原升高，往往只是轻度升高，可如果检查出来的数值超过了正常值的5倍以上，那么这种升高就应该引起重视。

还要提醒大家的是，癌胚抗原升高，不仅常见于大肠癌，还常见于胰腺癌、胃癌、乳腺癌、肝癌等多种恶性肿瘤，它并不是大肠癌的特异性指标。

临床筛查早期大肠癌，应用最多的并不是癌胚抗原，因为它不够灵敏和特异，无法取代更具有价值的肠镜检查，癌胚抗原更多的是用于术后和化疗后的监测，这样有助于判断手术和化疗后的治疗效果和术后有没有复发的迹象。

甲胎蛋白升高一定是肝癌吗

胎儿出生2周后，甲胎蛋白的浓度就会不断下降。但也有一些患者，在低浓度维持很多年以后，突然变成高浓度，由于身体多种恶性肿瘤均会导致甲胎蛋白高浓度的发生，所以体检发现甲胎蛋白升高，很多人感到恐慌。

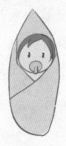

事实上，甲胎蛋白升高并不一定是癌症，以下5种情况，均有可能引起甲胎蛋白的升高。

①新生儿。虽然胎儿出生后甲胎蛋白的浓度就会降低，但是需要大概2周

的时间才能降至正常。

②孕妇。一般来说，妊娠 3 个月
后，甲胎蛋白就会明显升高，到 8 个
月的时候，甲胎蛋白会达到最高峰并
一直保持稳定，等到产后 3 周，甲胎
蛋白才会逐渐下降直至恢复正常。

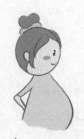

孕妇

妊娠3个月后

生殖细胞肿瘤

③生殖细胞肿瘤。来自生殖系统的
肿瘤，如畸胎瘤、卵黄囊瘤、生殖细胞
瘤等也可以引起甲胎蛋白的升高。

④肝脏良性疾病，比如急慢性肝
炎、肝硬化、肝内胆管结石等良性疾
病，也会引起甲胎蛋白升高。

⑤其他部位的癌症，如胃癌、胰腺癌、前列腺癌等，都可
能出现甲胎蛋白升高。

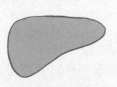

肝脏良性疾病

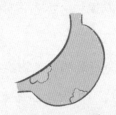

其他部位的癌症

对肿瘤标志物需要有正确的认识

虽然肿瘤标志物检查被广泛用于体检和临床，但是我们对于肿瘤标志物要有正确的认识，肿瘤标志物只是一种辅助检查手段，临床上诊断癌症的金标准，往往是病理学检查。

肿瘤标志物升高≠癌症

①不同的医院检测技术和检测时机都会有所不同，所以把不同医院的检查结果拿来对比，其实并没有多大意义，建议检测和复查的时候，最好选择同一家医院。

②肿瘤标志物升高和癌症不能画等号，肿瘤标志物升高不代表得了癌症，很多得了癌症的人，肿瘤标志物检查也可以完全正常。

③发现肿瘤标志物升高，不要被网上的言论吓到，建议咨询专业的医生。

④进行肿瘤标志物检查的时候，最好能与其他的检查结合，这样意义会更大，如筛查肝癌时可以选择肝脏彩超或 CT 结合甲胎蛋白，筛查胃癌或肠癌时可以选择胃肠镜结合癌胚抗原。

13 便血一定就是痔疮吗

便血整整 3 个月了，却一直自认为是痔疮，还去药店购买了很多痔疮膏，但是用了之后症状不仅没有好转，反而越来越严重，为了查明病因，50 岁的赵先生不得不来到医院。

通过直肠指检，发现赵先生的便血根本不是痔疮所致，而是直肠癌。

直肠癌和痔疮都有可能引起便血，在大众看来，十人九痔，所以痔疮出现的频率会更高，年轻的时候认为是痔疮便血而不以为意，随着年龄的增长，便血突然加重，根本没有想到，除了痔疮以外，还有其他疾病的可能，比如直肠癌。

根据便血的不同可以鉴别两者吗

便血的量和性状往往与病变部位有关，病变部位越接近肛门，血色就越鲜红，而且常常是大便与血液分离；如果病变的位置离肛门比较远，那么排出来的血液可能就是暗红色，而且常常与大便混合在一起。直肠癌的位置在直肠，痔疮的位置则在肛管或直肠下端，所以如果是位于直肠上段的癌症，便血往往是暗红色，与大便混在一起，甚至可以表现为黏液脓血便，但如果是直肠下端的癌症，很有可能与痔疮的位置特别近，这个时候，两种疾病就难以鉴别了。

所以有时候，我们仅仅依靠症状来判断究竟是痔疮还是直肠癌，显然是不够的。

根据排便习惯的不同可以鉴别两者吗

直肠癌患者除了便血之外，还常常出现排便习惯改变，比如，肿瘤反复刺激直肠，引起便意，导致排便次数增多，有时患者还会出现腹泻，或者腹泻与便秘相交替。

痔疮患者在排便的时候，更多的是出现肛门症状，如肛周疼痛、肛门瘙痒，而没有排便习惯改变。所以如果患者出现典型的排便习惯改变，尚好鉴别，但如果没有，也就无法鉴别。

遗憾的是，很多便血的患者，在便血刚出现的时候不重视，甚至自己给自己当医生，一拖再拖，以致不适症状越来越多，越来越明显，如排便习惯改变、腹痛、肠梗阻，甚至出现进行性消瘦、贫血、黄疸等，虽然这个时候更有助于鉴别痔疮和直肠癌，但由于直肠癌的进展，也往往会让患者错失最佳的治疗时机。

别忽视直肠指检

直肠指检不仅安全，而且简单、快捷、经济，它不需要多么高大上的检查设备，只需要借助医生的手指即可，因为手指可以触及直肠内 7 ~ 8 厘米的范围，所以 75% 以上的直肠癌，完全可以通过直肠指检发现。

医生在检查的时候全程都会戴一次性橡胶手套，不会存在交叉感染。大多数患者在接受直肠指检时只会出现轻微的肛门坠胀，除此之外，并不会有明显的疼痛，由于过程很短，患者往往能耐受。

肠镜检查同样重要

虽然直肠指检能发现 75% 以上的直肠癌，但是这往往是直肠中下段的癌症，对于更深的位置，要想发现它们，就需要进行肠镜检查。

肠镜检查不仅能发现肠管更远部位的癌症，还可以发现一些癌前病变，如肠息肉，通过肠镜，还可以对息肉进行活检，从而获得明确的病理结果。

14 年纪轻轻就有痔疮，究竟该如何预防它

　　23 岁的小吴因为便血到医院就诊，小吴因为父亲患有直肠癌，通过上网查询发现直肠癌是可以遗传的。所以他特别紧张，担心自己和父亲一样，也得了直肠癌。

　　没错，虽然直肠癌有一定的遗传倾向，但这也不是绝对的，通过肠镜检查，发现导致小吴便血的罪魁祸首其实并不是直肠癌，而是痔疮。

　　关于痔疮，有句俗话叫"十男九痔，十女十痔"。虽然听上去有点儿夸张，但也在一定程度上反映了痔疮其实是一种常见病、多发病。

　　可问题来了，小吴特别不解，自己平时排便的时候，肛门周围不痛也不痒，而且自己还这么年轻，怎么就会得痔疮呢？

得了痔疮，究竟会有哪些表现

大多数时候，痔疮是不痛不痒的。如果内痔没有发生血栓、嵌顿和感染，那么这个时候可以没有任何疼痛。外痔如果没有形成血栓和皮下血肿，也不会有痛感。

对于内痔，其实它最主要的症状是出血和内痔脱出，很多人会发现便后滴血或手纸上有鲜血，而且出血症状时好时坏，呈间歇性发作。如果进食了太多油腻食物，使大便变得干结，排便的时候有些费力，大便在通过直肠肛管的时候，内痔更易出血。相反，进食丰富的膳食纤维，大便变得更软，排便更顺利，发生出血的概率也会更低。

大多数年轻人的痔疮属于内痔，外面看不到，只有偶尔排便的时候才出现症状。

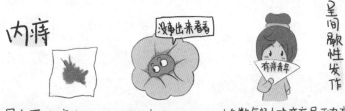

最主要的症状是出血和内痔脱出　　大多数年轻人的痔疮属于内痔

至于外痔，顾名思义，能够直接在肛门外看到。外痔的主要表现，其实不是便血，而主要是引起肛门潮湿和肛门瘙痒。

而混合痔，则是内痔外痔全都有，所以它引起的症状会更多。

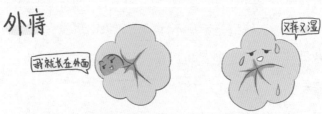

主要是引起肛门潮湿和肛门瘙痒

究竟该怎样做才能预防痔疮

痔疮是一种常见病、多发病，由于它特殊的形成机制，而且与生活习惯密切相关，所以如果你不改变不健康的生活习惯，即便塞再多的痔疮药，也无济于事。

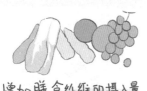

增加膳食纤维的摄入量

①预防痔疮最重要的一点就是管住嘴。一定要少吃辛辣刺激性食物和太多油腻性食物，同时要注意增加膳食纤维的摄入量，促进胃肠蠕动，润肠通便。

②戒酒。研究发现，长期饮酒的人，更易发生痔疮，这是因为饮酒会加重局部充血，时间长了，痔疮发生的风险当然会高。

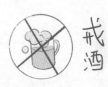

③注意个人卫生。痔疮的发生与肛周感染有关，因为肛周感染更易引起静脉炎，使静脉失去弹性，而注意个人卫生是预防肛周感染的最佳方式，便前便后注

勤换内裤

注意，保持肛门周围皮肤干燥

意洗手，平时注意保持肛门周围皮肤的清洁干燥，勤换内裤。出现肛门瘙痒，应该及时去看医生。

④不要一天到晚总是坐着，适当进行运动，有助于促进胃肠蠕动，还可以改善盆腔的充血，提高腹肌和盆底肌的功能，对于预防痔疮也大有帮助。还有一种运动，不用走不用跑，其实是随时都可以做的，那就是提肛运动，通过提收肛门，然后放松，可以促进肛门周围的血液循环，对于预防痔疮也有一定的帮助。

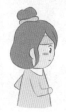

提肛运动

适当进行运动

15 得了痔疮究竟该如何治疗

30岁的小唐因为肛周疼痛到医院就诊，检查后医生建议他进行手术治疗。

小唐被医生的话吓到了，罹患痔疮其实很多年了，每一次痔疮发作的时候塞点儿痔疮药就能好，之前从来没有考虑过要做手术。

但是这次疼痛剧烈，同时还伴有发热，不得已他只能来到医院，接受了医生手术的建议。

痔疮的发病率很高，但是得了痔疮，大多数人却不知道究竟该如何治疗？

其实，痔疮治疗并没有那么复杂，总的来说，共有4种方法，改变生活习惯、热水坐浴、药物治疗和手术治疗，不同程度的痔疮所需要的治疗方式不同，不妨看看你属于哪一种。

治疗痔疮，热水坐浴是不错的选择

除了保持健康的生活习惯以外，热水坐浴也是一种效果不错的痔疮保守疗法。之所以要选择热水坐浴，是因为热水可以改善局部的血液循环，软化局部的组织，从而缓解疼痛。

热水坐浴，既可以选择干净的清水坐浴，也可以选择肥皂水，还有人选择高锰酸钾溶液，高锰酸钾是一种强氧化剂，将其放在热水里溶解后，会让水的颜色变成玫瑰红。

对于很多痔疮患者，常常合并肛周感染，这个时候选择高锰酸钾坐浴，不仅能缓解疼痛，还可以杀菌抗炎，起到一举两得的效果。

不过在配制高锰酸钾坐浴液的时候也要特别注意，如果浓度太高，会有严重的刺激和腐蚀作用，但是浓度太低，往往又达不到局部杀菌的作用。经过大量的研究，目前认为最适宜的比例是1克高锰酸钾配5000毫升的热水。温度最好控制在40℃，不仅容易让人感到更舒适，而且可以更好地发挥药物的杀菌作用。

坐浴时，时间上也要把握好，特别是选择高锰酸钾溶液坐浴，时间要在15分钟以上，这样才能充分发挥作用。

最后要提醒大家的是，高锰酸钾坐浴液，最多只能放置2小时，超过了这个时间，杀菌抗炎的作用会大大下降。另外，已经用过一次的坐浴液可能已经被粪便污染，不适合再次使用。

治疗痔疮，常用的药物有哪些

很多人治疗痔疮，选择最多的就是药物治疗。在药物里，选择最多的又是塞肛药，像很多药店里卖的痔疮膏、复方角菜酸酯栓，这些都属于外用药。

不同的药物成分不同，但是外用药物的作用机制，都是止血、缓解疼痛。

除了外用药物之外，还有很多口服药物，如地奥司明，作用原理是扩张血管、减轻水肿、缓解疼痛。

总的来说，药物治疗主要是改善症状，但并不能达到治愈痔疮的目的。

手术治疗，治疗痔疮的终极方法

有些痔疮引起的症状很轻，甚至没有症状，但有些痔疮引起的症状特别明显，甚至发生了严重的出血、血栓和嵌顿，而且痔块脱出来以后，根本无法回纳，这个时候，保守治疗无效，就需要进行手术治疗。

对于大多数痔疮患者，非手术治疗是主要的治疗方式，而且容易被接受。但是也有些痔疮，是不能一拖再拖的，因为拖下去只会让症状更严重，并发症更多。

这个时候，接受医生的建议，及时选择手术治疗才是明智之举。

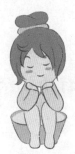

治疗痔疮
可以选择热水坐浴

清水坐浴

肥皂水

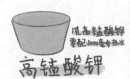

将高锰酸钾
零配1000毫升热水

高锰酸钾

温度控制在40摄氏度

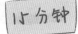

至少要在15分钟以上

高锰酸钾坐浴液

已经被粪便污染

已经使用一次
不适合再次使用

16 总是怀疑肠道里有虫，打虫药的滥用有多严重

仅仅吃了一次小龙虾，32 岁的小白就怀疑自己感染了寄生虫。最近一段时间，大便总是不成形，而且感到腹痛，小白越想越害怕，于是他跑到药店买了打虫药，吃了一次之后觉得症状似乎有所好转，为了巩固疗效，小白又吃了一周的药。

"特别乏力，没胃口，看到什么都不想吃。"小白坐在消化内科诊室里告诉我。很快，验血结果出来了，肝功能提示转氨酶比正常值升高了 10 倍。在排除其他因素后，我告诉小白，之所以乏力没胃口，主要是肝功能异常，而导致肝功能异常的罪魁祸首，就是滥用打虫药。

肠道里有寄生虫，究竟会引起哪些症状

人体可以感染多种寄生虫，如蛔虫、钩虫、绦虫、蛲虫、鞭虫、血吸虫和弓形虫，等等。

很多寄生虫喜欢寄生在小肠和大肠里，像食管和胃这些部位，则很少会有寄生虫。主要原因是小肠是食物消化和营养吸收的主要场所，而寄生虫往往需要这些营养。大肠也能提供一部分营养。至于食管，它不能提供充足的营养，胃里有胃酸且酸度太强，所以它们都不是寄生虫生存的理想场所。

医院门诊经常碰到这样的患者，他们担心自己感染了寄生虫，那么肠道里有寄生虫，究竟会有哪些特殊的表现呢？

①引起肠道功能紊乱。当寄生虫的数量很少，或者没有发育为成虫的时候，往往不会引起不适。但随着时间的推移，肠道里的寄生虫数量越来越多，而且发育为成虫之后，就会引起肠道功能的紊乱，患者这时会有腹痛、腹泻、恶心呕吐和食欲不佳等表现。

②引起机械性损伤。寄生虫是活的生物，在肠道里并不安分，总是在蠕动，如蛔虫喜欢乱窜钻孔，沿着肠道，它们会一路穿进胆道里，所以经常能碰到胆道蛔虫病的患者，如果蛔虫在胆道里蠕动，患者会突然出现剑突下剧烈的钻顶样绞痛，剧烈的疼痛让患者呻吟不止，甚至满地打滚。如猪肉绦虫，它们

不仅会寄生在肠道里，还可以移行到身体的其他部位，如大脑、心脏、肝脏和肺部，如果移行到大脑，会更加危险，不仅会引起头痛、癫痫，还可能导致瘫痪及失明。

③引起营养不良。由于寄生虫主要寄居在肠道，它们在肠道里毫无止境地巧取豪夺，导致人体很容易出现营养不良。有的寄生虫不仅夺取营养，还黏附在小肠壁上吸血，如钩虫，每条美洲钩虫每天可以吸血 0.03 毫升，十二指肠钩虫每天吸血量可以达到 0.15 毫升，它们被称为肠道吸血鬼。感染了钩虫，很容易发生失血性贫血。

如何明确寄生虫感染

对于是不是感染了寄生虫，医生会从两个方面去判断，第一个方面看来诊者属不属于高危人群，长期不注意个人卫生习惯，有不健康的卫生习惯的人容易导致寄生虫感染。第二个方面是最主要的，那就是抽血检查和大便检查，寄生虫感染的时候血液里的嗜酸性粒细胞常常升高，如果大便检查又找到了虫卵，就可以明确诊断了。

打虫药不能滥用

如果没有明确为寄生虫感染，最好不要吃打虫药。

打虫药可能会损伤肝肾功能，也可能会导致骨髓抑制，出现白细胞、血小板和红细胞的下降。虽然寄生虫感染会引起腹痛、腹泻、恶心呕吐、食欲不佳等不适，但是滥用打虫药，也可能出现这些不良反应。打虫药最严重的不良反应是引起变态反应性脑炎，患者在服用打虫药之后可能会出现意识障碍、反应迟钝、肢体瘫痪、失语等。

如何预防寄生虫感染

要想远离寄生虫感染，最主要的是预防，自然界里的寄生虫主要存在于土壤、水和食物中，所以从这3点着手，我们就可以很好地预防它。

①看住孩子，不要让他们总是去潮湿的地方玩泥巴，土壤里不仅有很多致病菌，还含有寄生虫，有些寄生虫可以直接穿透皮肤钻进身体里。

②不要喝生水，无论是儿童还是成人都最好不要喝生水，喝水的时候要把水煮沸，利用高温来彻底杀死水里残留的细菌和寄生虫卵。

③对于水产品，能不生吃尽量不生吃，对于蔬菜和瓜果，一定要清洗干净，对于肉食，一定要煮透，同时还要特别注意手卫生，养成饭前、便后勤洗手的好习惯。

肠道里有寄生虫的症状

 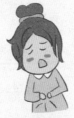

肠道功能紊乱

机械性损伤

③

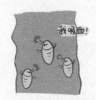

我吸血！

引起营养不良

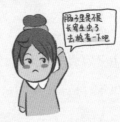

肠子里是很长寄生虫了去检查一下吧

抽血检查

感染时血液中的嗜酸性粒细胞常常升高

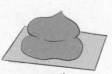

大便检查

发现虫卵

17 每天都在这样玩手机，你的肠胃能好吗

不知道从什么时候开始，身边的人突然变成了"手机狂"。和同事一起挤电梯，会发现除了见面的相互问候之外，很快就是各玩各的手机。到了吃中饭的时间，发现大多数人还是一边吃饭一边低头玩手机。

手机为我们的生活提供了极大的便利，可是手机也在无形中伤害着我们身体，长时间玩手机不仅伤害眼睛，而且还很容易诱发消化道疾病。

每天都在这样玩手机，小心便秘找上你

上厕所的时候，很多人习惯捧着一个手机，有些人坐在马桶上玩手机，一玩就是半小时，长期这样做，你会发觉排便越来越困难，到医院一检查，才知道原来是得了功能性便秘。

作为消化科医生，我发现罹患功能性便秘的人群越来越年轻化，虽然导致功能性便秘的原因有很多，但其中上厕所玩手机是很重要的一点。

几乎每天都有一个时间点，是我们和大便约定的时间，这是漫长时间里逐渐形成的默契，到了那个时间点，大便说："主人，快放我出去！"于是我们赶紧跑到厕所里，来一次酣畅淋漓的排便。

之所以这么规律，是因为排便反射的建立。很多人不知道什么是排便反射，这是一种复杂的内脏反射动作，当粪便下降到直肠的时候，会刺激肠壁感受器，发出冲动传入腰骶部脊髓内的低级排便中枢，同时上传至大脑皮层而产生便意，如果环境许可，大脑皮层便发出冲动让低级排便中枢兴奋增强，产生排便反射，使乙状结肠和直肠收缩，肛门括约肌舒张，大便最终得以顺利排出。

了解了排便反射，你就应该知道，看似简单的排便动作，其实需要大脑的参与，毫无疑问，只有专心排便，排便才能更加顺利。然而很多人喜欢排便的时候玩手机，无形中干扰了大脑对低级排便中枢的指挥，正可谓一心不能二用，长期这样做，你会发现自己的排便时间越来越长，排便也变得越来越困难。坐在马桶上的时间越长，排便越用力，导致痔疮的发病率也越来越高。

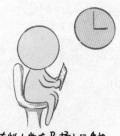

有些人坐在马桶上玩手机
一玩就是半小时

长期这样做
排便越来越困难

到医院一检查
得了功能性便秘

吃饭的时候玩手机，会让你变得更胖

很多人吃饭的时候玩手机，这实在不是一个好习惯，因为吃饭和上厕所一样，都需要注意力集中，只有注意力集中，才会更好地细嚼慢咽，才能更有利于食物的消化和吸收。

一心不能二用，吃饭的时候玩手机，所有的注意力都集中在手机屏幕上，心不在焉会导致一直吃下去，对食物的感知出现偏差，即便已经吃饱了依然感觉不到，因为你的心思都在手机上。随着时间的推移，长期如此，就会导致你吃得更多、变得更胖。

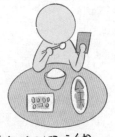
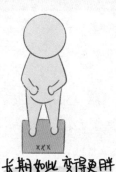

吃饭的时候玩手机
心不在焉导致一直吃下去

长期如此 变得更胖

吃饭的时候玩手机，致病菌更容易进入消化道

每天都在用的手机，其实很脏，很多细菌黏附在手机上，肉眼根本看不到。研究发现，手机表面的细菌甚至比马桶盖上的还要多。

这么多的细菌，如果玩了手机不洗手，又去拿东西吃，很容易病从口入，大量的致病菌就更易进入消化道，从而诱发一系列肠胃病的发生。

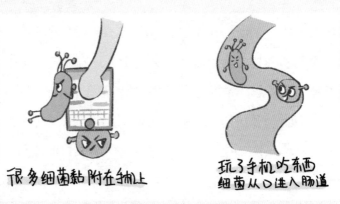

很多细菌黏附在手机上

玩了手机吃东西
细菌从口进入肠道

正确使用手机，才能让肠胃更健康

①一定不要在吃饭和上厕所的时候玩手机，肠胃就喜欢专心的人，越专心的人，肠胃越好。

②下班了不要总是坐着或躺着，多找点儿其他的事情做，分散一下注意力，你会发现不玩手机其实也能活得很充实。

③限制玩手机的时间，建议每次玩手机的时间，最好不要超过二十分钟，同时还要限制看手机的频率，不做不看手机就焦虑的人。

④玩手机之后，一定要记得去洗手，接触其他脏的东西之后也应该先洗手，再去拿手机。

⑤多参加户外活动，多培养一下其他的兴趣爱好，如书法、绘画、游泳等，能让你感到生活更充实，也能少玩手机。

18 45岁开始，一定要做的一种检查

46岁的于先生最近两个月总是感到排便困难，他挂了消化内科的门诊号，想开点儿药吃。我告诉于先生，目前导致排便困难的原因还没弄清楚，建议做一次肠镜检查。一听肠镜检查，于先生立刻拒绝了，因为怕痛。

目前无论是国内还是国外，都建议从45岁开始进行大肠癌的筛查。因为45岁开始，大肠癌的发病率会明显升高，而50～60岁，会达到一个高峰。

肠镜检查很痛苦吗

有人说，做肠镜检查就像生孩子一样，那种痛苦完全是不能忍受的。事实上，这样的比喻有些夸张，

相对于自然分娩的疼痛，肠镜检查的不适感几乎可以忽略不计。

　　每个人的肠腔都不是一条笔直的通道，从肛门插入，肠镜检查先后通过直肠、乙状结肠、降结肠、结肠脾曲、横结肠、结肠肝曲和升结肠，由于这些肠道在腹腔内是弯曲的，所以肠腔也弯弯曲曲，像个迷宫，有些弯曲特别大，肠镜通过弯曲大的部位，常常会引起一定的疼痛。

　　总的来说，肠镜检查虽然会引起一定的不适，但完全可以耐受，没有进行过肠镜检查的人，一定不能道听途说，不然过度紧张，反而不能配合医生顺利完成检查。

肠镜检查风险大吗

　　肠镜检查属于侵入性检查，所以它的确存在一定的风险，在肠镜检查过程中，可能会导致肠黏膜的擦伤，甚至出现肠穿孔，但总体来说，这些发生的概率很低。

　　如果仅仅因为发生率很低的风险，就错过了一次可以发现大肠癌的机会，肯定会得不偿失！

有无痛肠镜吗

　　在胃镜检查的时候，很多医院都有两种选择，普通胃镜和无痛胃镜，事实上，肠镜检查也分为普通肠镜和无痛肠镜，前者是在清醒状态下进行检查，后者是在麻醉状态下进行检查。

和无痛胃镜一样，无痛肠镜检查最常用的麻醉药物也是丙泊酚，但是检查结束后，由于丙泊酚的作用，患者可能会出现轻微的头昏、乏力和呕吐，但这些症状往往会很快消失，不必过于紧张。

静脉使用麻醉剂，可能会使敏感性和反应速度下降，所以接受无痛肠镜检查后，当天不要再驾驶汽车，也不宜从事高空作业，以避免危险的发生。

肠镜检查前要做哪些准备

并非所有人都适合肠镜检查，严重心肺功能不全、休克、腹主动脉瘤、急性腹膜炎、肠穿孔的患者属于绝对禁忌，疾病没有控制之前，是不能做肠镜检查的。

有些疾病虽然不是属于绝对禁忌症，但是医生也会慎重考虑，在检查之前，会安排患者进行抽血、心电图、照片、心脏彩超等检查，来评估患者的全身情况。

通过评估可以进行肠镜检查后，那么就需要做肠道准备了。因为肠镜检查不同于胃镜，它是一种从肛门插入的检查方式。如果不做肠道准备，肠道里会有很多粪便，由于粪便覆盖，医生是没办法看清肠黏膜的。

为了更好地配合医生完成肠镜检查，肠道准备至关重要，一般在检查前两天，最好不要食用蔬菜和水果等多渣的食物，也不要进食辛辣刺激性食物及饮酒。

不同医院肠镜检查的时间不同，有些医院安排在上午检查，有些医院则安排在下午检查。如果是上午检查，那么提前一天中餐只能进食容易消化的半流质饮食，如稀饭、米粉或面条，晚餐只能进食完全流质饮食，如米汤等。到了晚上 8 点左右，就需要开始服用医生开的泻药了，一般肠道准备的时间可能需要 4 小时，服用泻药之后，你可能会不停地往卫生间跑。

如果是下午检查，提前一天中餐和晚餐都可以进食容易消化的半流质饮食，但第二天早餐只能选择完全流质饮食，一般上午 8 点左右，也要开始服用泻药。

泻药的种类很多，医院常用的一般是甘露醇、聚乙二醇电解质散剂和磷酸钠盐，不同的医院可能选择不同，按照当地医院医生的要求准备即可。

肠镜检查后可以立刻进食吗

做检查太难受了，不仅吃得少，而且要泄很多，感觉身体都要虚脱了，很多患者往往在肠镜检查后想立刻进食。

如果是普通肠镜检查，检查结束后如果没有特殊的不适，可以很快就恢复进食，但建议当天最好半流质饮食，次日再恢复正常的饮食。

如果是无痛肠镜检查，由于检查结束后可能会有呕吐等不适，建议 1 ～ 2 小时之后再进食，选择的食物也是半流质，次日恢复正常的饮食。

由于肠镜检查过程中，发现了异常病变，医生会取组织进行活检，发现息肉，医生可能会直接切除。如果是进行了活检，那么建议 2 小时后再进食，最好选择半流质，如果是息肉切除，对于小的息肉，禁食 2 小时之后可以恢复半流质饮食，但如果是大的息肉可能禁食的时间更久，一定要及时咨询医生，避免过早进食带来的风险。

肠镜检查前要做哪些准备

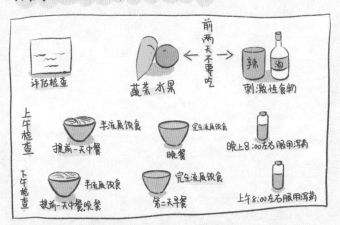

前两天不要吃

评估检查 ← 蔬菜 水果 → 刺激性食物

上午检查
半流质饮食 提前一天中餐
完全流质饮食 晚餐
晚上8:00左右服用泻药

下午检查
半流质饮食 提前一天中餐晚餐
完全流质饮食 第二天早食
上午8:00左右服用泻药

肠镜检查后可以立刻进食吗？

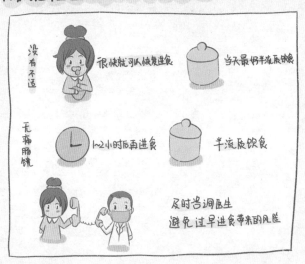

没有不适
很快就可以恢复进食
当天最好半流质饮食

无痛肠镜
1~2小时后再进食
半流质饮食

及时咨询医生
避免过早进食带来的风险

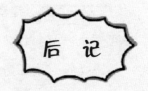

后 记

　　《清肠养胃》终于完稿了，这本书的完稿让我意犹未尽，从创作到出版，我知道，我真的要感谢很多人。

　　我首先要感谢的是我的妻子，在我挑灯夜战，为了赶稿熬下一个又一个不眠之夜的时候，我的妻子一直陪伴着我，一杯热气腾腾的咖啡，浓缩了无限的爱意，也成为了我创作的最大动力。

　　我要感谢中国人口出版社的编辑，是她们发现了我，肯定了我，从审核、校对、修改，到每一副插图的精挑细选。这本书，承载了作者、插画师、编辑等太多人的心血，没有你们的帮助，这本书就不可能如此完美。

　　最后，我还要感谢中南大学湘雅医学院附属株洲医院院长蔡安烈、郑州大学第一附属医院消化病院院长刘冰熔、中南大学湘雅医学院附属株洲医院消化内科主任周红兵、复旦大学附属中山医院教授周平红、四川大学华西医院教授胡兵、苏州大学附属第一医院教授李锐、于光内镜集团 CEO 于光对此书的精心推荐，正是因为你们的推荐，才让此书锦上添花。

2017 年，我开始从事医学科普的创作，四年的时间过去了，这是我出版的第二本科普书，很多人问我，医生，你这么忙，为什么还能抽出时间去写书？

我的灵感来自临床，我的动力来自患者，正是因为患者的支持，正是因为我知道他们需要什么，所以我才无论如何也要挤出时间，去做科普。

12 年行医时间里，我碰到很多患者这样问我，"医生，在医院我就很踏实，可是出院了，我该怎么办？""医生，如果我能早点知道这种疾病，我就会改变那些坏习惯，好好爱惜自己的身体了。""医生，我就是相信了网络上那些谣言，结果害了自己，住进了医院。"

我们每个人都会经历生老病死，疾病让人痛苦，甚至离死亡近在咫尺。

可是如何才能预防疾病，治疗疾病？患者的很多问题，让我有了写科普的动力，如何让更多的人了解医学，如何把专业的医学知识转化成更有温度的文字，创作科普，无疑是最佳选择。

在与其他医院的同仁聊天的时候得知，好的医学科普推广性很强，百姓很愿意看，想想看，这会让多少人得到帮助。如果说一篇高分的 SCI 文章可以让一名医生在专业领域得到价值体现，那么这样一本科普则可以让更多的患者受益，这其实是医生社会价值的体现。

2017 年第一本科普书出版的时候，我收到了很多同行和患者的赞许，这让我知道自己一直以来的坚持是正确的，医学，需要 SCI，也需要科普；医学，最终服务的对象还是患者，弄清这一点，就能知道答案，这就是我创作的动力。

作为一名消化内科医生，我已经在这个岗位工作了整整 12 年，我始终记得自己当年的医学生誓言，一步步走到今天，记不清已经给多少患者看过病，但是初心不忘。"我决心竭尽全力除人类之病痛，助健康之完美，维护医术的圣洁和荣誉，救死扶伤，不辞艰辛，执着追求，为祖国医药卫生事业的发展和人类身心健康奋斗终生。"